尊道修德

以德養壽

廣州 曾岩 路志正

序

路志正先生是当代中医大家，从医 70 余年，熟知医典，临床经验甚丰，不仅精通内科，外、妇、儿诸科及针灸方面亦颇有造诣。

路老特别重视脾胃的调摄，认为脾胃为后天之本，气血生化之源，人以胃气为本，故治病注重调理脾胃，而饮食失调是损伤脾胃的关键，所以十分注重食疗养生保健。在诊疗中问诊必究脾胃，治病必护脾胃，疑难重症亦多径取脾胃。

路老对于湿证有独到的见解，承前人理论和治验，博览诸家，潜心研究湿病数十年，认为湿病害人最广，提出"百病皆由湿作祟""湿邪不独南方，北方亦多湿病"的新论点，为当代湿病研究和诊治提供了宝贵经验。

医者仁心，路志正先生不仅医术精湛、治学严谨，而且耄耋之年，仍孜孜不倦，出版了《无病到天年：调理脾胃治百病真法》，得到广大读者的一致好评，今又有《无病到天年 2：大病预防先除湿》《国医大师的养生茶》《国医大师的养生汤》《国医大师的养生粥》几册书陆续出版。

这几本书，文字深入浅出、通俗易懂，既包含了先生身体力行的养生心得与体会，也是对中医理念的通俗解释，对普通读者了解中医、养生防病会有所帮助和启迪。

深感于路老拯黎元于仁寿、济世脱难的仁者爱人之心，故欣然作序，推荐给广大读者。

国家中医药管理局局长
中华中医药学会会长　　王国强

2016. 7. 8

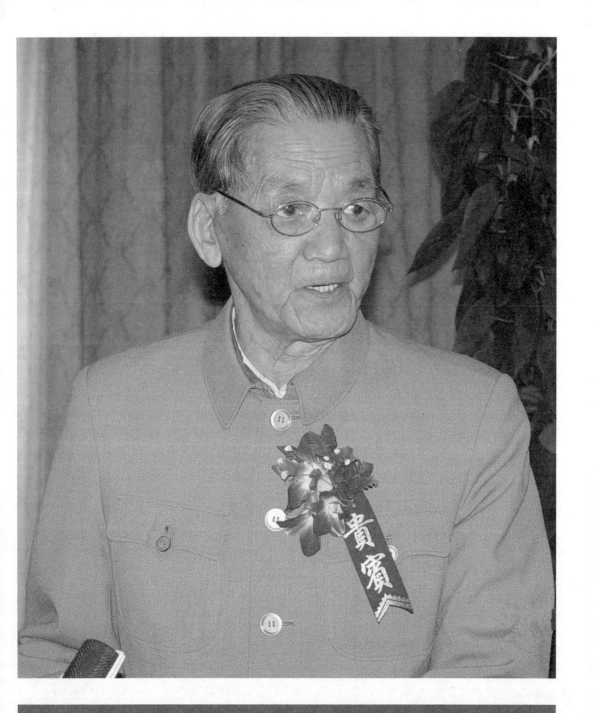

国医大师 路志正

路老生于一九二〇年，是卫生部正式颁授的的首届"国医大师"。耄耋之年，依旧面色红润，头发黑亮。

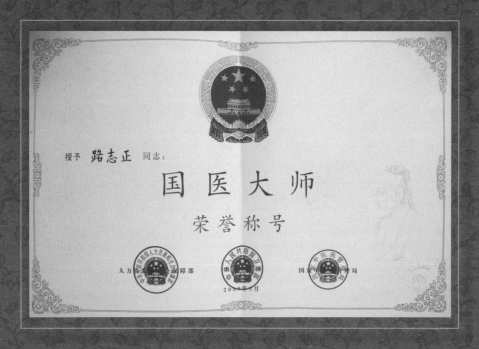

授予 **路志正** 同志：

国医大师

荣誉称号

人力资源和社会保障部　　中华人民共和国卫生部　　国家中医药管理局

2009年5月

路志正教授：

國醫楷模

中华中医药学会

二〇一一年一月

路老被授予"国医大师"和"国医楷模"称号

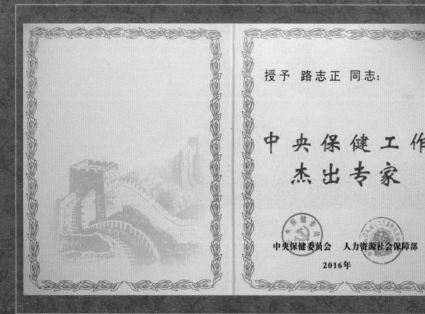

授予 路志正 同志：

中央保健工作
突出贡献者

中央保健委员会
2011年

授予 路志正 同志：

中央保健工作
杰出专家

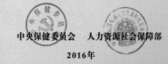

中央保健委员会　人力资源社会保障部
2016年

路老被授予"中央保健工作突出贡献者""中央保健工作杰出专家"

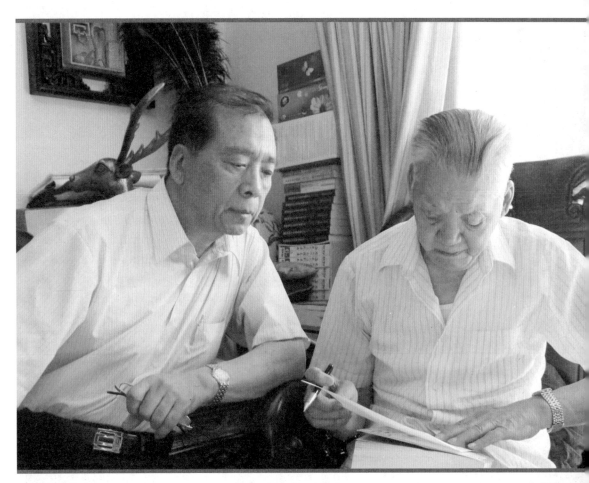

2016 年 6 月，路老与儿子路京华（路老中医传承人）校订书稿

编 委 会

主　编：路京华

副主编：路喜善　路京达　路　洁

编　委：杨惠卿　胡广芹　韩　曼

国医养生课 ·102·

无病到天年2

大病预防
先除湿

路志正 / 著

海峡出版发行集团 | 福建科学技术出版社
THE STRAITS PUBLISHING & DISTRIBUTING GROUP　FUJIAN SCIENCE & TECHNOLOGY PUBLISHING HOUSE

图书在版编目（CIP）数据

无病到天年 .2，大病预防先除湿 / 路志正著 .—福州：福建科学技术出版社，2016.9（2018.12 重印）

（国医养生课）

ISBN 978-7-5335-5117-9

Ⅰ . ①无… Ⅱ . ①路… Ⅲ . ①养生（中医）②祛湿（中医）Ⅳ . ① R212 ② R256

中国版本图书馆 CIP 数据核字（2016）第 189403 号

书　　名	**无病到天年2：大病预防先除湿**	
	国医养生课	
著　　者	路志正	
出版发行	海峡出版发行集团	
	福建科学技术出版社	
社　　址	福州市东水路76号（邮编350001）	
网　　址	www.fjstp.com	
经　　销	福建新华发行（集团）有限责任公司	
印　　刷	廊坊市海涛印刷有限公司	
开　　本	710毫米×1020毫米　1/16	
印　　张	15	
图　　文	240码	
版　　次	2016年9月第1版	
印　　次	2018年12月第2次印刷	
书　　号	ISBN 978-7-5335-5117-9	
定　　价	38.00元	

书中如有印装质量问题，可直接向本社调换

目　录
CONTENTS

第四章

湿邪走了，病就好了——自我调治常见病

第五章
三分治病七分养，祛湿调理慢性病

第六章

湿气大，是你的生活方式不对

第一章

湿气重是现代人的通病

湿邪是现代人健康的克星，它就像自然界中的水患一样，令江河决堤，河流泛滥，影响身体内环境的平衡。若能调理身体阴阳，祛除湿邪，体内"风调雨顺"，水湿也就会各行其道。

1.90% 以上的现代人曾被湿邪困扰

行医 70 余年，我接诊过不少的病人，我发现很多病人的体内都有湿邪作祟。可以说，湿邪已经成为威胁现代人健康的最大敌人。

正常情况下，我们起床后应该是神清气爽的，但体内湿气重的人多会感觉身体沉重、困乏、睡不醒。有的人还会关节僵硬，但是活动以后又恢复了，尤其是在类风湿关节炎患者中这种现象比较多，我们把这称为晨僵现象。还有一些人，早晨起床后眼睑水肿，也就是我们说的肿眼泡，这也跟湿邪有关系。

有些疾病，比如类风湿关节炎、湿疹等，在命名的过程中就无意中提到了"湿"的概念，这与我们中医上所说的湿有一定的关系。临床上其他的一些疾病，虽然在命名中没有涉及湿，但在发病的过程中却与湿有很大关系，比如一部分的头痛、眩晕、失眠、高脂血症、冠心病、中暑、痛风、腹泻等，都与湿邪有关。

那么，湿邪究竟是什么呢？

追根溯源，咱们可以先从"湿"的造字上入手。湿的小篆体为"𤃺"。大家看，左边"氵"是它的形符，说明湿与水是有关联的。右上的

$$\text{（湿的篆文）} = \text{（水）} + \text{（丝织品）} + \text{（太阳）}$$

"⊟"为"日"，也就是太阳，右下的"⊛"表示挂在架上的丝织品。了解到这些，湿的含义也就很容易弄清楚了。被水浸过后的丝品，在太阳的照射下，水分蒸腾往上走，形成弥漫、氤氲之势，这就形成了湿。

湿的本质是水。湿从水中来，但是又与水不同。湿是弥漫在天地之间微细的水，你只能感受到它，却看不见它；而水是聚在一起的湿，是有形之物。

水和湿是可以互化的，从"湿"的造字上也能看出，水要想化成湿，必须依靠阳气的作用，阳蒸水动，氤氲成湿；湿也可以化成水，在寒凉的气温下将湿聚在一起即为水，南方很多家庭都有除湿机，这里面的工作原理就是通过降温将湿气凝聚到一起，所以除湿机里最后抽出来的都是水。

中医有很多关于病理的解释，往往就来自于对自然现象直接或间接的取象类比。自然界中，江河湖泊之水在太阳光热的作用下，被蒸发成水蒸气，水蒸气聚集在一起，形成云，最后又变成了雨落下来。在我们人体内，水液代谢也要依靠阳气的作用。水液在体内是以"气"的形式运行的，也就是说液态的水液需要转化成气才能运行到全身，这一转化就需要阳气的温煦、气化作用。离开了阳气的气化作用，人体内的水液代谢就无法进行。

◎ 知己知彼，百战不殆——认识湿气

分析完"湿"的字形字义，咱们再来看看中医上所说的湿气是怎么回事。正常的湿气其实是自然界万物生长的一个必要条件，从来源上可以分为外湿和内湿。

外湿就是自然界中的水湿，比如天上的云、地下的水、早晨的雾露、冬日的冰雪，都来源于大气中所含的水气（中医称为湿气）。内湿就是人体内的津液（人体正常水液的总称），也就是西医学上的体液。人体中的体液约占人体体重的60%，这些体液中的主要成分就是水，不光是我们的脏腑、官窍等器官组织里有体液，就连细胞也被体液所包围。正因如此，不管是中医还是西医都很重视人体内的水液代谢。

像上面这些正常的、生理的湿，我们称之为湿气，但是当湿气太过，变成了异常的、病理的，这时候的湿就叫做湿邪了。举个简单的例子，植物本来需要两天浇一次水，可我们若每天都浇上两三次，过不了多久，这些植物就会烂根软叶。人体也是如此，如果水湿过剩，排不出去的湿气就变成湿邪，成为了致病的因素。

湿邪造成的疾病，种类繁多，如果根据受邪的途径也有内外之分。外湿引起的疾病，多是湿邪通过口鼻、肌表进入人体内的，比如天气潮湿时久居湿地，露水很大时还在外劳作，淋雨或出汗后没有及时擦干身体等，都可能导致湿病；内湿为病，多是脾胃功能受损造成的。中医认为，脾胃主运化，如果脾胃功能正常，湿邪就会通过大小便等途径排出体外；但如果脾胃虚弱，水湿就会滞留在体内，从而成为一种诱发疾病的因素。

知识链接

多湿

口黏不爽，涎多痰多，脘腹痞满，头身困重，小便不利，便溏黏滞，足跗水肿，舌胖苔腻。

多燥

口干思饮，饮而不多，脘闷腹胀，四肢乏力，手足心热，皮肤干燥，大便干结，舌红少苔。

湿气多了不行，可也不能变少，否则就成了燥邪。如果身体出现了干燥的现象，比如大便干燥、皮肤干、眼睛干，甚至出现干燥综合征，就说明是身体内水湿太少了。有时听到病人说："大夫啊，我早晨起来嘴特别干，感觉舌头都木在里面了。"这就是"湿"少了，津液不足的表现。不过，口干还有一种情况，就是湿多阻滞气机，水液不能向上濡润导致了口干。"湿"少了，舌头会变得瘦小，有的病人来就诊时很直接地就说，觉得自己舌头变短了。

你到底是多湿还是多燥？可以对照上面方框里列举的症状，简单地自我判断一下。

◎ 同气相求，外湿会引动内湿

为什么有的人膝关节一疼，他就知道"明儿个要变天了"？这其实是外湿引动内湿造成的。

如果把我们的身体比作一个房子，那内湿就好像房里的"家贼"，外湿就好比"外鬼"。俗语说"没有家贼，引不来外鬼"，一旦身体里有了湿邪，外界若再有点儿风吹草动，二者就会同气相求。

2001年6月上旬，我到日本访问，正好碰到了日本的梅雨季节。而这个季节，日本的气温高、气压低，外部的湿就不容易散发，许多人因此感到胸闷、身重乏力、肌肤黏腻、汗出不爽，情绪也偏于沉郁，加上生活习惯嗜茶饮酒，酷爱生冷，偏食甘味，所以很容易滋生内湿。湿土之气，同气相求，造成了日本人气虚、湿浊困重的体质。虽然他们的肌肤看起来很细腻，但大部分是因为外湿郁于体表所致，所以近年来，日本的过敏性疾病逐年增多，特异性皮炎、哮喘、鼻炎、花粉症几乎成为日本的国民病，而风湿性关节病、皮肤病、心脏病等也屡见不鲜。

湿病既然跟人们所处的外部环境，以及自己本身的生活习惯有很大关系，那么，我们要避免和祛除湿邪，就要从这两个方面入手。

有些人会问，如果我身体有湿邪，那是不是平时我就不能游泳，要少泡脚、少洗澡，尽量少接触外湿呢？其实，外湿是需要在积累到一定量的时候才会导致体内湿邪加重。当你在泡脚和蒸桑拿的时候，反而可以通过发汗的方式排出部分湿邪。但是在泡脚、蒸桑拿或者洗澡、游泳结束后，一定要记得及时擦干身体水分。尤其是在淋雨后，最好能擦至皮肤潮红发热，然后再洗澡并换上干燥的衣物。有的人刚脱掉潮湿的衣服，就马上用热水洗澡，这样容易使寒湿入侵体内。同样的，夏天大汗淋漓时也不可马上洗冷水澡或去游泳，因为在汗孔未闭之时，容易让寒湿之气入侵。

◎ 现代人的病为什么那么复杂、难治

为什么我们现在的科技越来越发达，生活越来越优越，可亚健康的人群和慢性病患者却越来越多呢？各种病邪猖狂作祟，颇有"道高一尺，魔高一丈"之势。实际上，致人生病的风邪、寒邪、热邪就像是单纯的罪犯，容易让人区分和治疗。但是，若是碰上比它们阴险狡猾而缠绵难愈的病邪——湿邪，那治疗起来就比较麻烦了。

湿邪很少"孤军作战"，常常与其他外邪勾结到一起。比如，与风结为"风湿"，如果二者同时侵犯人体筋脉关节，就会导致发热恶风，关节肿痛困重，屈伸不利；与寒结为"寒湿"，寒和湿都属于阴邪，二者结合最容易损伤人的阳气；与暑结为"暑湿"，暑湿有明显的季节性，多见于夏季和秋初，如果人体正气不足，在炎热的天气下又吃多了生冷之物，就容易感受暑湿而致病；与热结为"湿热"，虽然与热结合到了一起，但湿邪还是阴邪，所以医生在用药时都是十分慎重的。

同样的湿邪到了不同人的身上，也会出现不同的变化。比如，体质肥胖的人，多偏于痰湿；身体比较健壮的年轻人，身体热量比较大，热量有余的情况下，体内的湿就容易化热，成为湿热；老年人和身体虚弱的人，本身能量不足，怕冷，手脚冰凉，体内的湿就容易变成寒湿。

古人总结"千寒易除，一湿难去。湿性黏着，如油入面"。如果遇到了热邪，我们可以直接清之，风邪可直接散之，寒邪只要温之就行。可湿性黏腻，胶着难去，在治疗上不能也没有办法采取快速疗法，汗法只能是微汗，下法只能是缓攻，补法只可清补。

　　湿病复杂、难治，却伤人最多。因为湿本为水，存在广泛，天地万物，无处不有。这样，导致人患病的机会自然也多，而且湿邪还特别善于渗透，身体里的各个角落都可侵犯。正因如此，湿邪致病就有一个广泛性和严重性。我认为不仅南方多湿病，北方也多湿病；不仅中国多湿病，国外也多湿病；湿病不仅夏季有，一年四季都可以发生；不仅脾胃多湿病，而且心、肺、肝、胆、脑、肾、肌肤都可以有湿病；不仅内科有湿病，外科、妇科、儿科、皮肤、五官都可以有湿病。

　　可以说，湿邪已经成为威胁现代人健康的头号劲敌。只要去除了湿邪，很多现代疾病都会远离我们，那些恶性疾病也会因此失去存在的温床。祛除湿邪，已经是我们现代人养生的首要任务。

2. 发现体内湿气大的信号

　　湿邪形成的原因多种多样，不过，其本质却是离不开水分太多这个特点。因此，身体里是否湿气太重，还是有迹可循的。我们可以根据一些特征，来判断自己体内湿气的情况。

◎ 伸伸舌头，有没湿气一看便知

　　如何判断自己体内湿邪重不重呢？最简单的方法就是观察自己的舌头。大家都有这样的体会，去找中医看病的时候，医生都会让你伸出舌头，这属于中医望诊的一部分。

　　你可以在每天早晨刷牙的时候，对着镜子，仔细观察舌头。看舌头主要看两部分：一是看舌体，二是看舌苔。

　　通过舌体的大小，可以判断体液的多少。水分越少，舌体越瘦；水分多了，舌体就会胀大起来。咱们去非洲的时候可以看看沙漠地带的人，他们很少有胖人，这就跟水分的蒸发有关系。舌头胖了、大了，但是口腔还是原来的大小，舌头就会顶上牙齿，时间长了就留下齿痕。

另外，湿多了以后舌体也可能出现裂纹，像是泡发了一样，跟咱们洗澡时间长了手上起皱一样。

再来看舌苔。正常的舌苔应该是薄白而清净的，干湿适中，不滑不燥。如果舌苔达不到这个程度，出现了腻苔，那可能就预示着身体出现了问题。腻苔是什么样呢？它就好像舌面上挂着一层刚喝完的牛奶一样，又白又厚。像这种舌苔白厚，看起来比较滑腻的，说明体内湿气比较重或体内有寒；如果舌苔黄厚而且滑腻，则说明体内有湿热。舌苔薄说明病只是处于初期，病位浅；舌苔厚，说明病已经逐渐侵入体内，病位较深。

另外，值得注意的是，吸烟对舌苔的影响较大，吸烟之人不适合这种辨别方法。烟草本身是辛温之物，其性燥烈，特别是由口吸入后，烟火之气会刺激到口腔、咽喉、气管，尤其是舌尖、舌面比较严重。本来这个人是脾虚湿热，舌苔白腻或黄腻，但吸烟之后，舌苔可能受此污染而出现灰黑色，影响判断。

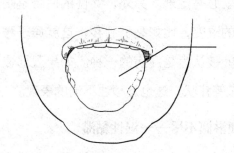

舌体胖大，舌头两侧有牙齿印或舌体有裂痕，舌苔厚、发黏，就表明体内湿气过重

除了吸烟者之外，舌象还是能够比较客观地反映人体脏腑的盛衰、病情的轻重。总体来说，如果舌体胖大，舌头两侧有牙齿印或舌体有裂痕，舌苔厚、发黏，那就表明你体内的湿气过重。

◎ 4 个信号暴露身体湿重

除了观察舌象外，我们还可以根据湿邪的特点来判断自己体内是否有湿。

起床后身体疲劳，四肢沉重——湿性重浊

"重"是沉重的意思。有的人起床后觉得特别疲劳，头上像有东西裹着一样，整个人没有精气神。中医讲"湿重如裹"，"重"的感觉就像一件湿漉漉的衣服裹在身上一样，让人懒得动弹。

"浊"是秽浊、垢腻之意。所以，湿邪所引起的疾病，容易出现排泄物和分泌物秽浊不清的现象。比如，泄泻的人，大便的样子就发生了变化，大便稀，不成形，表现为秽浊不清的样子。中医在分析泄泻的病理机制时，判定的邪气中就必有湿邪。另外，女性的白带是正常的生理现象，如果发生了性状的改变，比如黏稠腥秽，这就属于秽浊不清，所以，带下病在中医上就被认为是湿病的一种。如果湿邪侵犯皮肤，就会出现湿疹、疱疹流脓等症状，这也是秽浊不清的表现。

便完不爽，大便冲不净，小便淋漓不尽——湿性黏滞

"黏"是黏腻的意思，"滞"是停滞的意思。湿邪致病有黏腻、

停滞的特点。有的人清晨大便后，发现大便黏，不容易擦干净，别人用一两张纸就行，他得用三四张。而且，有可能冲一次水还冲不干净。还有的人在小便时排尿不畅，有淋漓不尽的感觉。这些就是湿性黏滞在症状上的表现。

湿性黏滞还体现在病程上的缠绵性，患病时间比较绵长，病情胶着难解，反反复复，不易除根。

下肢容易水肿——湿性趋下

《黄帝内经》中说："伤于湿者，下先受之。"我们说水往低处流，湿的特性跟水相似，都是往下走的，所以湿邪容易侵袭腰以下的部位。比如，水肿就多以下肢比较明显，风湿性关节炎也以膝关节、踝关节的肿痛比较常见。如果湿病患者走路或上下楼梯都提不起脚，这时就要重用除湿之药了。

面色淡白，精力不济——湿为阴邪，易伤阳气

湿为阴邪，容易阻遏气机，损伤阳气。阳气在人体内是一种开拓性的存在，可以说是一个前锋部队，如果阻滞了它的前行，被阻遏的地方就会气机不通，相应地我们就会出现一系列症状。比如，如果湿邪困住了肌表的经络，肢体就会困重、懒动；如果湿邪阻于中焦，就会胸脘痞闷；如果湿邪停于下焦，气化不利就会小便短涩。

被湿邪困住的人，阳气通常都不会太旺盛，人也变得少气懒言，精力不济。那些特别喜欢宅在家里不想动的人，就极有可能是体内湿气太重的原因。

3. 北方人也别忽视了祛湿

过去，人们总觉得只有南方湿邪大，容易有湿病。因为南方地处东南沿海地带，属于海洋性气候，外界的湿度比较大，所以人们直观地认为，南方湿邪危害大。清代著名温病学家叶天士就明确指出："吾吴湿邪害人最广。"而北方干燥，刚劲多风，湿邪不甚。不过，据我几十年的临床经验，结合对病人的调查，发现北方同样多湿，只是感邪的途径有异，受侵的脏腑有别而已。

说到湿，很多人会想到南方的梅雨季节。一到这时，很多地方阴雨绵绵、高温高湿。物品容易发霉变质，甚至腐烂，散发出秽浊恶毒的气味。对于体虚之人而言，这种恶毒之气会从口鼻侵入人体，直犯上中二焦，使人产生胸闷胀满、身重腰痛的感觉。

相对而言，虽然北方的气候没有那么多湿，但是湿病却不少见，主要是因为现代人感受内湿的机会多了，而内湿是没有地域之分的。北方湿病的增加，我认为主要跟下面几点有关系。

生活习惯

北方人比较豪放，以酒为浆，酒也是水湿的一种。适量饮酒可以通经活络，对身体有益，但酒为水谷发酵熏蒸而成，性热而质湿，如果喝多了，就会在体内形成湿热。我在年轻时滴酒不沾，如今年龄大了，手部关节容易出现僵直的症状，而黄酒有促进血液循环、防治关节僵硬的作用，所以我每天晚上都会喝一杯黄酒。不过，即便是药用，我在喝的时候也会加入 1/3 的热水，这样既能温酒又降低了酒精的浓度。

冷饮

我们今天家家户户都有了冰箱，蔬菜、水果、饮料等食物将冰箱塞得满满的。为了清热解暑，很多人喝冷饮，吃冰淇淋、凉水果。冷饮入胃会伤到我们的脾阳，如果脾阳不足，水湿运化不出去就会变成湿邪。如果你大便不成形，便中有未消化的食物，这就说明脾虚了，要引起注意。

膏粱厚味

膏粱厚味是指那些油腻、精细的食物，也就是高糖、高脂肪、高胆固醇的食物。为什么膏粱厚味吃多了，会让我们内生湿浊呢？

如果把我们的身体比作一部机器，那食物就是让这部机器正常运转的能量来源。只是这种能量是有定数的，如果吃了过多的膏粱厚味，能量超过了身体所需要的，就会蓄积在体内，化为湿邪，湿久又会化热。

运动少

北方属于内陆地区，过去我们的出行方式主要靠走路，而现在我们常常一坐就是一天，出门时又有车，运动少了，湿浊之气出不去，就会滞留在体内。如果我们去跑步或打篮球，就会出很多汗，水湿就会通过这样的方式排出去。但我们若只是坐着，身体运化水湿的系统缺乏锻炼，功能也会慢慢减弱。

紧张等精神因素

现代人生活工作压力都比较大，极易造成精神紧张，这会导致体内代谢物的增加，增加湿浊之气。

上面这5点造成了北方同样多湿的现象，虽然相对南方少了一些，可我们也绝对不能因北方干燥而忽视了湿邪致病的危害。

4. 瘦人多火，胖人多湿

我们的体形在一定程度上也可以反映身体内水湿的情况。中医典籍中常常提到"肥人多湿，瘦人多火"。这里说的"肥"不是指健壮的人，而是指肥胖的人。一般而言，肥胖或容易发胖的人，体内容易产生痰湿，而怎么吃也不胖的瘦人往往阳气偏盛，肝肾阴虚而津液少。

有人说，胖是因为脾胃好，营养吸收得好。其实，恰恰相反，胖人不一定脾胃好，反倒是因为整个代谢出了问题才导致了肥胖。脾主运化，它负责输送营养物质，把没有营养的物质丢掉，这样我们的身体才能保持一个正常的体态。但是如果脾虚了，身体内的津液代谢不通畅，就容易积在身体里产生痰湿，当这些湿邪泛溢到皮肤上，就会引起肥胖。所以，大家看到很多男人一到中年，就容易有啤酒肚，这就是脾虚的原因。

因为体内湿气大，所以很多胖人嘴里常有黏黏糊糊的感觉，舌体比较胖，舌苔厚腻。湿性重浊，因此他们常感觉疲乏困重，不喜欢运动。对于他们而言，想要减肥可以从健脾祛湿上入手。首先，饮食上要少吃甜点、生冷食品及各种肥腻之品，避免暴饮暴食、食速过快；其次，平时要让自己动起来，一周有两三次的锻炼机会，"动能生阳"，阳气充足了，湿气也就难以在体内积存。

瘦人多火，因为体内湿气偏少，而呈现一种"燥"的状态。有的瘦人吃得也很多，可就是不长胖，这种人往往阳气偏亢，体内火旺。中医讲究阴阳平衡，火为阳，水为阴，如果阳气过剩，就容易阴虚水少。这就好比，我们的身体本来需要一锅热水，可体内的"火"太大了，水被烧得就剩了一半，这样身体所需水液不够，人就容易因此产生内热而上火。有的人天生就是这种阴虚火旺的体质，但也有些人是因为后天的生活习惯造成的，比如爱吃辣椒、爱喝酒，这种饮食习惯容易让人产生燥热，造成阴虚。还有的人爱熬夜，这也会损伤阴津。

体内阴虚的瘦人，由于缺乏津液的滋润，所以容易出现眼干、皮肤干燥、咽喉疼痛、失眠烦躁等。对于这类人而言，可以从养阴清热的方向进行调理。我比较瘦，也属于阴虚体质，所以平时我不怎么吃燥热的食物，倒是偏爱白菜、萝卜、豆腐一类的清淡食品。当然了，并不是说肉类的食物就不吃，而是要尽量少吃，我平时午饭也会吃几口肉，但还是蔬菜较多。起居上，要做到早睡早起，本来你体内的津液就不多，如果总熬夜，小火总烧着，津液就会更少。另外，阴虚火旺的人还要注意调整自己的情绪，保持一个平和的心态。"静能生水"，你静下来了，体内的小火也会慢慢平息。

当然，"肥人多湿，瘦人多火"只是从临床经验上的一个大概判断，有的瘦人可能也有湿邪，肥人也可能有火，到底是要滋阴还是要祛湿，还要根据个人情况并结合其他症状综合分析。

第二章
调好身体内环境，
让湿邪无路可进

人体水液代谢的全过程，是靠各脏腑功能共同协作而完成的。其中肺的宣发肃降、脾的运化传输、肾阳的温煦气化作用尤为重要。

如果三脏功能强健，不但内在湿邪不生，即使有外界湿邪侵袭，也能通过其输化、排泄作用将湿邪逐出体外。

1. 筑好脾这个"水堤"，抵御泛滥的水湿

当有一天你出门了，回家时发现家里到处都是水，这时你的第一反应是赶紧去看看是否水龙头没关好，或者是不是暖气漏水了，之后再去处理家里的水患。这种道理用在我们湿病的治疗上，就是既要把湿邪赶走，又要找到引起湿邪的源头，只有这样，我们身体这座家园才不会经常被"水患"威胁。

明代张景岳说："水惟畏土，故其制在脾。" 也就是说脾是水的堤坝，养好脾能防止水湿的泛滥。这就好比一个水坝漏水了，你若只管疏通下游的水道而不去修筑水坝，那水患永远也治理不完。

脾运化水湿的功能体现在两方面：一是脾在接受了由胃初步消化的水谷后，通过运输作用，将一部分有用的水液上输于肺；二是脾将运化后的水液下输到肾。脾在水液运化中的作用相当于一个枢纽，上至肺，下至肾。如果脾虚了，不能正常地"运化"，就会令"水湿内停"，而且脾虚的人往往也容易招来外湿的入侵。倘若脾胃运化正常，不管是外湿还是内湿，都不会停滞伤人。

如何保养我们的脾呢？

有句古话叫：满招损，谦受益。对于我们的饮食也是如此，我非

常提倡"减食增寿"的理念。我们前面讲了，脾主运化，可运化水谷精微。你想要脾胃把食物腐熟得更彻底，就不能给它太多的负担。而是要留有空间，这样你吃进去的食物才能被彻底消化。打个比方，不知道大家见没见过农村所用的柴火灶，烧火时如果把柴火塞得满满的，火势就大不起来，甚至有可能熄灭，只有留点空间，柴火才能燃烧得彻底。我们的脾胃也是如此。尤其是对于那些脾虚的人，运化功能本就不足，如果此时再超负荷工作，脾虚更重，水湿也更加排不出去了。

在遵循这个原则的前提下，大家也可配合其他的养脾方法进行调理，比如吞津法。这个方法不但能养脾，还有补肾作用。

吞津法吞的是人的唾液。现在有的人爱吐唾液，这是个不好的习惯。因为唾液也是人体津液的一种，中医将其称为"金津玉液"，足以见得其重要性。《黄帝内经》里说得很明白："五脏化液，心为汗，肺为涕，肝为泪，脾为涎，肾为唾。"唾液其实包含两种：一种是唾沫，跟肾有关；一种是口水，跟脾有关。如果人的唾液出现了问题，常常要从脾肾上找根源，比如睡觉时总流口水，多半就是脾虚在作怪。与此相应的，如果我们能好好利用唾液，那也就能补养脾肾。

吞津法做起来非常简单：每天早晚，静坐，舌抵上颚，当嘴里的唾液满了以后，随着意念分三次慢慢咽下去。

这个动作，我每天早晚都会做，以此来帮助身体增津生液。这里的唾液，叫"自家水"，本身就是药，可以帮助消化吸收，促进胃酸、胃液分泌，灌溉五脏六腑。唾液本是身体分泌出的，如今我们又将它吞咽下去，这就构成了一个体内水液的循环。我们吞食自己分泌的唾液，既能滋补脾胃这个"后天之本"，又能固护肾脏这个"先天之本"。

中老年朋友尤其是脾胃虚弱者，更应该重视"金津玉液"的滋养，平时不妨多做做吞津法。

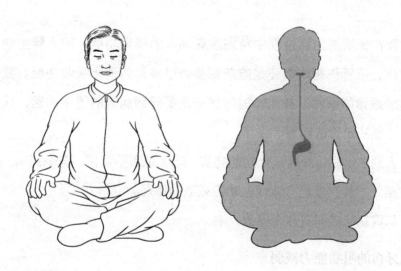

吞津法

每天早晚，静坐，舌抵上颚，当嘴里的唾液满了以后，随着意念分三次慢慢咽下去

2."中年发福"其实是脾胃减弱了

我在长期的治病过程中特别注意病人的脾胃功能，因为胃主纳，脾主化，不管你是吃饭还是吃药都要通过脾胃的消化吸收功能。我也常要求跟诊的医师，在问诊的时候一定要问到病人的消化问题，只有这样才能决定你的药量和强度。

人到中年后，脾胃运化功能转弱，吃了东西不消化，有个词叫"中年发福"，其实就是身体代谢功能减退的体现。

脾胃功能减弱有3个原因：

牙齿的咀嚼能力减弱

有的人说，你看这人年纪大了，牙怎么变长了？其实不是牙长了，而是牙龈萎缩显得牙长了。牙床收缩变短后，牙齿很容易松动，这时候咬东西没劲，牙齿的咀嚼能力变弱。

消化酶的减少

有的中老年朋友总觉得口干，这其实就是消化酶减少的一种表现。我们的唾液里和胃液里都含有大量消化酶，能促进食物的分解，帮助身体吸收。如果消化酶减少了，人的消化功能也会减弱。这在中医看来属于胃阴虚、脾阴虚的范畴。

胃肠动力不足

我们年轻时胃肠蠕动的能力强，食物很快就能被消化，可当我们年纪大了，胃肠的蠕动也会变慢，所以很多人吃饭后总觉得不消化。这在中医看来属于胃气虚、脾气虚的范畴。

调理脾胃最简单的办法就是从饮食入手，比如饭要吃七八分饱，吃饭要细嚼慢咽，饭前要喝点汤，等等。每日饮食要保持搭配的平衡：寒热平衡、粗细适当、荤素搭配。常吃点山药、白扁豆之类的健脾食物。举个例子，我爱喝咖啡。20世纪80年代我有幸出国讲学，主要是泰国、马来西亚等东南亚国家，在那里第一次接触到咖啡，因为咖啡有提神作用，每天早上喝点可以提高人的注意力。好的东西，我们当然要吸收，不过要学会用。我喝咖啡的时候会加上牛奶，这样更为营养，但蛋白

知识链接

脾虚早知道

1. 食少纳差、肠鸣便软、容易腹泻。

2. 肌肉软弱无力、容易疲劳、不想活动。

3. 口甜、口黏、多涎。

4. 舌体胖厚有齿痕、舌苔发腻。

质难以消化，容易让人脘胀，所以我会在咖啡里再加点姜粉，如此一来就可以帮助消化。我平时也吃面包片，常会加点生菜、鸡蛋、胡萝卜等，饮食上尽量做到不偏食，保证营养的均衡。

◎ 山楂化食散——送给脾胃虚弱者的"胃肠动力药"

没有病的人，平时消化功能弱了，吃点什么好？在这里给大家介绍一个中药里的"胃肠动力药"——山楂化食散。

山楂化食散

【材料】炒山楂10克，炒神曲10克，炒麦芽10克，陈皮6克，苏叶6克。

【做法】将所有材料一起在水中浸泡20分钟，然后将泡过的材料连同水一起倒入砂锅中，大火烧开再转小火继续煮制15分钟，离火晾凉即可饮用。

【用法】一日1~2次，每次50毫升。

【功效】促进胃肠蠕动，主治食欲差、停滞胀满、呃逆、嗳气、痞满。

苏叶是一种辛温解表的药物，同时它的舒胃作用特别好。人在呕吐的时候胃气上逆，有的医生喜欢用镇逆的药物，比如姜。但呕吐的时候胃是紧张的，是收缩的，是往上走的，如果你硬要往下压制，它会拒药。但苏叶不一样，它有一个辛香的气味，能舒缓胃的紧张感，等于把胃扩张开了。这时候配合陈皮的理气作用，可以促进胃肠蠕动。

除了苏叶和陈皮外，其他的三味药都是消食的，山楂可以消肉积，神曲消酒食，麦芽消面食。所以，这个药方对胃肠功能减弱引起的食欲不佳，饭后胃胀、打嗝等都有不错的效果。

◎ 大枣，蒸着吃才好

这么多年来，我一直有一个饮食习惯，就是每天饭后必吃三颗枣。大枣有健脾养血的作用，对于脾虚的中老年人而言是一个不错的选择。不过，这大枣可不是买来直接吃，而是要经过三蒸三凉的处理。例如每天做饭蒸馒头、蒸菜的时候，就把大枣放锅里一起蒸，蒸一次可能看不出变化，第二天做饭的时候，继续放进去蒸，蒸两三次之后，大枣就熟透了。

三蒸大枣

【材料】大枣适量。

【做法】将大枣洗净去杂质，不要浸泡。先用中强火蒸20分钟，置阴凉处3~4小时后，再蒸20分钟。吃时，再蒸一次，这次待水沸后，改小火几分钟即可。

【用法】剥去硬皮、内核，吃枣肉。

蒸熟的大枣，糖的转化就充分了，有不少中药的炮制就是这样经过几次蒸晒而制成的。而且经过三蒸处理后，大枣会变得绵软，吃起来味道更香甜，药效吸收好，更适合老年人。

　　除了大枣外，山药也应作为中老年人家中的常备食物。众所周知，山药可以健脾益气，适合脾胃虚弱或肺气虚、腰膝酸软的人食用。山药的吃法多种多样，比如，你可以用它熬粥、干蒸或炒着吃。干蒸的方法比较简单，直接把山药洗净后干蒸 20~30 分钟，蒸后焖 15~20 分钟，松软后剥去外皮即可食用。一次不要多做，因为山药不宜反复蒸，食用时尽量保留原汁原味。

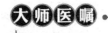

　　现在中药的质量不如以前，许多中药缺乏炮制，这就影响了中医的疗效。有的医生为了提高疗效，一味地增加药量，我觉得这种方法很不可取。医生用药如将用兵，不能用蛮力，有时候只是稍微修改下用量，可能就会起到四两拨千斤的疗效。作为医生，还是要熟知各种药效。另外，用药的品种不宜过多，一般在 6 味左右即可。

3. 气机的交通顺畅，湿邪就不容易阻滞

俗话说"人活一口气"，这个气到底是个什么东西呢？简单来理解，气可以说是一种动态物质的统称，只是这种物质我们不能一眼看到，但是它有它的表现，气的运动在中医中被称之为"气机"。人体气机的运行有自己的规律，有升有降，不能错乱。这就跟我们城市的交通一样，所有车辆都要靠右行驶，如果有辆车突然靠左行驶了，就会出现交通事故，接着就可能导致大片的堵车现象。当然，如果这时候有交警很快就过来处理，交通障碍一解除，大家都不再拥挤和抢道，交通又变得顺畅起来。

如果体内气机升降正常，人就能保持健康，但如果因为各种原因导致了气机的逆乱，该升的不升，该降的不降，身体就会出现很多不适。比如，脑为元神之府，本来要依靠清阳之精气的滋养才能思维敏捷、神志清楚，但如果这个人体内痰湿壅盛，影响到气机的升降，反倒是本该下降的浊气随之上升，这就跟乌云蔽日一样，人的头脑也会变得昏昏沉沉。这时就需要体内的"交通警察"过来，调理人体气机升降。

◎ 脾胃是人体气机升降的中轴

我们身体各脏腑组织器官的功能活动都离不开气机的升降出入，这其中脾胃的升清降浊尤为重要，它们是人体气机升降的枢纽。我们知道胃主受纳，脾主运化，脾胃的这种作用就是靠一升一降完成的。

脾在右主升，胃在左主降。升，指经过消化吸收的各种营养物质，通过脾的功能向上、向全身输送，才能使周身各处得到营养的补给，换句话说，又可称之为脾主升清；降，指胃肠由上而下的蠕动作用，通过这种蠕动作用，帮助消化吸收，最终将消化物的残渣作为粪便排出体外，也可称之为降浊。这种向上输送精微、向下排出废浊的相辅相成的作用，是维持人体生命活动的最基本形式。如果说交通阻塞是因为往来车辆的阻塞，那人体内的气机壅滞可以理解为清气与浊气的升降阻塞，人体气机不平衡了，自然也就生病了。所以医生在治病时，也会注意调理气机的升降。

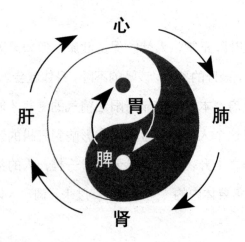

我们看电扇是怎么工作的？只有中间的轴先转起来，整个风扇才会跟着转起来，我们才能感受到风扇吹来的风。如果把脾胃比作风扇轴，那其他脏腑就像围在扇轴周围的扇叶，扇叶的运转需要扇轴的带动，所以其他脏腑气机的运转也要依靠脾胃的带动，这在中医上称为"持中央，运四旁"。比如，肝气需要脾气升清的带动，如果脾气不升，肝气就会郁滞不前，人就会表现出闷闷不乐、郁郁寡欢的状态。

◎ 经常摩摩腹——调理人体气机的升降

中医认为"腹宜常摩"，我在每天饭后都会进行摩腹。

腹部在我们人体的中央，它的位置和郑州在我国交通上的位置很像，都属于枢纽。枢纽一定是个动态的，可以连接上下左右、东西南北。从交通上来看，郑州的地理位置非常好，位于正中央，可以沟通南北东西，并且还是我国现在唯一的双十字铁路中心。如果把气机的运行看作一条条的交通线路，那腹部其实相当于人体气机的交通枢纽，通过对腹部的按摩，可以帮助人体的气机达到动态的平衡。

腹部要怎么按摩呢？有人说只能顺时针进行，如果逆时针揉，肠子就会打结。其实并不是这样，气机有升有降，左边是降，所以顺时针按摩可以帮助胃肠蠕动，促进消化；右边是升，所以逆时针按摩，可以帮助止泻。不过，如果只是自我保健，摩腹时既要顺时针揉，也要逆时针揉，而且动作要慢，力度适中。

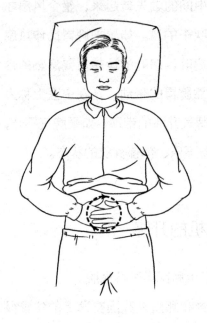

摩腹法

方法：以肚脐为中心，右手压住左手，螺旋式逐渐扩大，再螺旋式回到肚脐。换手以同样的手法逆时针按摩。

时间：饭后 1.5 个小时。

功效：调理气机升降，促进胃肠蠕动。

禁忌：有腹部疾病（如胃出血、子宫肌瘤等）者不宜操作。

　　摩腹时先顺时针慢慢地围着肚脐画小圈，然后再一圈圈地增大范围，直到整个腹部；之后，再一圈圈地慢慢缩小范围，最后收回到肚脐；换手，以同样的方法，逆时针按摩。如此反复，次数不做硬性要求，大家可根据自己的情况，比如做 10 次、50 次都可以。摩腹前最好先排空大小便，如果患有腹泻或者其他的腹部疾病时，暂时不要摩腹，不过，有便秘的可以尝试。

　　另外，当你觉得肚子有点胀，不方便直接按摩时，可以做意念摩腹。先将意念集中到胃部，用意念一圈圈地摩腹，这样慢慢转一段时间后，胃部没那么胀了，你就可以继续采用双手摩腹的方法。

4. 肺好，水道运行才畅通

中医称肺为华盖，华盖是什么？古代皇帝出行时，辇车上一般都有个伞状的顶盖，这就是华盖。从解剖位置上来看，肺居胸中，在诸脏腑中像华盖一样居于最高处。天上若是降雨，地上的各个角落都能得到灌溉滋养。肺为水之上源，若水分充足，五脏六腑都能受其"恩泽"。

有的学医者读到"肺为水之上源"时不理解，我建议他们多观察一下生活或自然。老子说"道法自然"，许多问题如果只是结合着人来看，可能吃不透，但如果我们把这个问题放到天地自然间，就可能会豁然开朗。

脏腑中肺的位置最高，而自然界喜马拉雅山是最高的山脉。我们看喜马拉雅山上终年白雪皑皑，空气中的水蒸气遇冷凝结成雪花，而雪水又从山上流淌下来，孕育了诸多的大江大河。高山流水，这不就是"肺为水之上源"吗？

我们还可以回到生活中，若是在锅中煮水，水在加热中会产生蒸汽，而蒸汽在碰到锅盖时会凝为水珠，肺就相当于这个锅盖。蒸汽碰到锅盖凝为水，这也可以理解"肺为水之上源"。

肺对水湿的调节主要体现在两方面：一是肺在接收脾运化后的水

湿后，通过宣发作用，将水湿向上向外输送到全身，最终达到肌肤、皮毛，并把水湿代谢产物转化为汗，排泄出去；二是通过肃降作用，将水湿向下向内输送到其他脏腑，并把浊液（废水）下输至肾，最后转化为尿液，排出体外。

如果肺宣发肃降功能失调，水液就会在人体内滞留，形成痰饮，可能出现小便不利、水肿等。金元时期的朱丹溪在治疗小便不通时，曾这样说过："肺为上焦，而膀胱为下焦，上焦闭则下焦塞，譬如滴水之器，必上窍通，而后下窍之水出焉。"这就是中医经常提到的"提壶揭盖法"。我们平时用的水壶的盖子上，通常都有个小气孔，如果这个小气孔被塞住，壶嘴就倒不出水了，这时候把壶盖打开一条缝，水就又能畅快地流出。"提壶揭盖法"在治疗小便不利时，不是直接使用通利小便的药，而是用了宣肺或升提的方法，这跟提壶揭盖一个道理，肺气得宣，小便得利。

◎ 肺为娇脏，怕寒怕冷

《黄帝内经》中讲，形寒饮冷则伤肺。这话里有两层意思：第一，身体受凉后，容易伤及肺脏；第二，饮食寒凉后，也容易伤肺。孩子出门时，家中老人总不忘叮嘱：别吃太多凉饮瓜果，衣服要穿暖和，别冻着。别看这些话很简单，甚至经常听感觉很啰唆，但是你若能真正遵守，那等年纪大了得慢性支气管炎、哮喘的可能性就会小很多。

中医说"肺为娇脏"，为什么这样说呢？我们说了，五脏里肺居最高处，它就像一把大伞一样在上面遮挡住下面的脏腑，而且它"外合皮毛，开窍于鼻，与天气直接相通"。一旦风、寒、暑、湿、燥、火这些外邪进犯我们皮肤、鼻子的时候，肺脏首当其冲。所以，生活中，与肺相关的疾病发病率最高。肺脏的娇气还体现在它受损得病后，需要较长的时间恢复。比如有人感冒了，流鼻涕或是发烧的症状很快就好了，而咳嗽却缠绵持久，一咳就是几周甚至几个月。

娇气的肺脏需要我们特别的呵护。如果你违背了这一原则，形寒饮冷，导致肺气宣降失常，年轻时你可能正气充足，感冒几次感觉没事，但当你年老时这些寒湿就会秋后算账，赖上你。我在门诊时遇到的过敏性鼻炎、过敏性哮喘患者，一问，很多人都爱喝冰镇碳酸饮料，这就是"形寒饮冷则伤肺"的典型。因此，对于体质较差，容易感冒的人而言，平时既要注意保暖，同时也要尽量避免饮冷过度。

◎ 不小心受寒受凉了，喝碗葱白生姜汤

如果不小心受了寒凉怎么办呢？寒气引起的感冒，最明显的表现是身体发冷，同时伴有流清涕、打喷嚏的症状；如果咳嗽，痰为白痰、易咳出，这就要温养肺气。有咳嗽症状的，可以在药房购买通宣理肺丸，有解表散寒、宣肺止咳的功效，适合风寒感冒的初期。我们也可以在家用葱白、生姜做成简便小方。

葱白生姜汤

【**材料**】葱白连须 7 根，生姜 7 片。

【**做法**】将生姜片与连须葱白一起放入沸水中煎汤，开锅后煮两三分钟即可。

【**用法**】温服，盖上被子取汗。

【**功效**】辛温解表，宣肺散寒。

葱白和生姜具有散寒发汗、解表祛风的作用。因为风寒感冒时，人体所感受的外邪尚且停留在体表，这时通过一些解表散寒的药物，可以将寒邪发散出去。

葱白、生姜在水里稍微熬一下即可，不会破坏它们本身的有效成分。正如清代名医吴鞠通所说："香气大出，即取服，勿过煎，肺药取轻清，过煮则味厚入中焦矣。"中医所用解表药一般都不宜久煮。

另外，为了不伤肺，大家在平时要多注意保暖。阳虚怕冷之人睡眠时，最好穿上袜子；不穿敞领口的上衣睡；注意保护脖子至肩关节部位；即便家里是木质地板，也最好穿上拖鞋，不要光脚走动。

5. 肾阳充足，水湿才能动起来

肾也是负责管理人体水湿的。怎么理解呢？气可以行水，而肾阳是人体阳气的根本，水液在人体的输布和排泄，主要依靠肾阳的推动。如果肾阳不足，气化作用失常，就可能发生遗尿、小便失禁、夜尿增多、尿少、水肿等病。

2003 年的时候，有个 56 岁的女士来找我看病。我问她怎么了。她叹了口气说："大夫，我最近也不知道怎么了，口渴得厉害。原先喝点水就能解渴，可从一个月前开始，喝了水还是渴，每天能喝 5~6 暖瓶。喝得多尿得也多，但却便秘，平时还总是头晕，晚上总做梦，心里也很烦躁。"

我问她："你喜欢喝的是热水、温水还是凉水？"

她说："凉水喝了不舒服，我喜欢喝点热水。"

我又问她，之前有没有做过治疗。她告诉我，之前在医院做过检查，没有患上糖尿病、慢性肾炎、干燥综合征等相关疾病。因为西医没办法治疗，她就开始找中医，吃了很多方子可还是口渴。我翻开她的病历本，看到上面曾经开过白虎汤、沙参麦门冬汤、生脉饮等养阴清热、益气生津的方子。

　　望诊时，我见她舌质暗红、舌苔薄黄，切脉时发现她脉沉细数。除此之外，这名女士全身都比较困重，膝盖下常觉得凉，有轻度水肿。

　　这名女士的口渴、尿频、水肿其实都跟肾有关系，属于阳虚水泛，气不化津，津不上承引起的。一个人如果肾功能好，就能把喝进去的水代谢出去，但如果肾功能不好，这个人又经常喝水，那身体就会被水湿撑得满满的。打个比方，水要沸腾变成水蒸气，就需要你在锅底加一把火。而肾阳就像这把火一样，有温煦气化的作用。如果这把火小了，人体就没有足够的动力把水液输布到全身，那么这个人就会觉得口渴。火很小，但水却因为不断添加而越积越多，有的水就会溢出来乱跑，而湿性趋下，所以患者才会出现水肿的症状。

　　当时，我给这位女士开了7剂真武汤加味，用来温阳化气。第二次来诊时，这名女士很高兴地说："大夫，我现在不怎么口渴了，每天喝水2~3暖瓶就行，而且腿也不肿了，也不便秘了。"我见她肾阳已经逐渐恢复，所以仍然让她坚持服用原方10剂。肾阳不可能快速地补充，后来我还让她买了金匮肾气丸，用丸药慢慢调治，最后终于消除了口渴的症状。

◎ 金匮肾气丸——补肾阳的代表方

　　中医认为，人体的阳气发源于肾，而肾阳又是人身阳气的根本，所以肾阳又被称为"命门之火"。它就像太阳照射着大地一样，能够温煦全身的脏腑组织。如果肾阳虚了，人就会表现为虚寒之象。就像上面那位口渴的患者一样，她的病症乍看像实热伤津，但患者却喜欢热饮，舌苔虽然薄黄却不干燥，虽有便秘却不硬结，显然不是实证而是虚证。

肾阳不足的人平时就可以适当服用一些金匮肾气丸。水湿的代谢如果只是依靠利水之药，还是在治标，比如有些排尿困难的患者，用利尿药后可能一时能排尿了，但一旦停药，身体阳气不足了，又尿不出来。很多老年人因为肾气衰弱，常会出现小便不利、脚肿、盆腔积液等症状，这种情况下，你用再好的利水药都不好使，只有将五脏的阳气激发起来，这些湿邪才能被蒸腾气化。而金匮肾气丸有补肾阳的功效，它就像一个动力源一样可以通过肾阳的气化动力去推动水湿。

金匮肾气丸又名桂附地黄丸、八味地黄丸，来源于汉代张仲景所著的《金匮要略》一书。它由炮附子、熟地黄、山茱萸、泽泻、肉桂、牡丹皮、山药、茯苓八味药组成。金匮肾气丸有温化肾气、温补肾阳的作用，长期以来主要用于治疗因肾阳不足所致的腰痛脚软、下半身常有冷痛感、小便不利或小便过多、阳痿精冷等疾病。

中医认为，肾为水火之脏，有肾阴和肾阳两方面，凡是有肾虚的症状，必然会引起阴阳两虚的病理变化，有可能偏阳虚也有可能偏阴虚。金匮肾气丸主要是为了肾阳虚者而设。其实，从东汉末年至今，有很多补肾名方都是由此而来，比如大家所熟知的六味地黄丸、十全大补丸、右归丸等。

在服用金匮肾气丸时没有什么特别的注意事项，只需要按照说明书服用即可。服用时间应该在吃饭前或吃饭后一个小时左右。丸药起效的作用相对来说会慢一些，需要长时间的坚持服用才能看到效果。金匮肾气丸是补肾阳的，如果是肾阴虚尤其是兼有内热的人群，不宜服用，以免引起口干烦热、牙痛等"上火"的症状。

◎ 冬天一碗羊肉汤，温补肾阳

在寒冷的冬天，肾阳虚的人会比别人更怕冷，比如，手脚冰凉、腰膝酸冷、大便稀、容易感冒、小便清长等等。这时候吃点羊肉就很不错。因为羊肉是温性的食物，可以补虚益肾，在冬季食用可以帮助更好地抵御寒冷。

羊肉有很多吃法，最具营养的要数羊肉煲汤。羊肉虽然好吃，却有一股膻味，弄不好很难吃。清朝名医王士雄在《随息居饮食谱》里给出一个去膻的办法"加胡桃煮则不膻"。在炖羊汤之前，大家可以准备几个核桃，将核桃打碎后（不用去壳）装在纱布袋，避免露出核桃壳的碎渣，然后和羊肉一同放入锅中煮，一直煮到羊汤好了为止，最后食用时将核桃纱布袋拿走。羊肉在经过小火慢煨一两个小时后，肉质熟烂，汤也会呈现乳白色。

很多女性朋友在生完宝宝后，会出现腹部冷痛、四肢不温、腰膝酸冷、免疫力低下等阳虚的表现。这时候就很需要用羊肉汤来补一补，羊肉既能促进血液循环，增暖御寒，还能增加乳汁分泌。在这里为大家介绍一下东汉名医张仲景所创制的药膳"当归生姜羊肉汤"。

当归生姜羊肉汤

【材料】当归 10 克，生姜 5 克，羊肉 500 克，食盐适量。

【做法】1.将当归、生姜洗净后切成大片备用。羊肉洗净后切成 2 厘米见方的肉块，放入沸水锅中汆去血水后，捞出晾凉。

2.将羊肉、当归、生姜放入砂锅中，加适量清水后置武火上煮沸，捞去浮沫，改用文火炖至肉烂，最后加入食盐即成。

【用法】吃肉喝汤，每周 1 次。

【功效】温中补血，补阳散寒，适合寒性的疝气、腹痛及产妇因阳气虚导致的乳少、恶露不止等。

需要注意的是，羊肉性温热，食后容易动气生热，所以最好不要与南瓜、何首乌、半夏同食，否则会壅气发病。在吃羊肉时要搭配凉性和甘平性的蔬菜，如冬瓜、菠菜、白菜、笋、丝瓜、金针菇、蘑菇、茭白等，与这些蔬菜搭配能起到清凉、解毒、除烦、止渴的作用。羊肉属于腥膻发物，有皮肤病、过敏性哮喘的人不宜食用；平时容易上火、心烦气躁、手足心发热、口舌糜烂的人也不宜食用。

第三章

如何祛湿邪
—— 送给每个家庭的祛湿方

小方子有时候也能起到大疗效，我们常见的薏苡仁（薏米）、赤小豆、生姜、冬瓜等食物也都是祛湿的好帮手。希望这些简单易用的小方，能够帮助你赶走湿邪，还你一个健康的身体。

1. 薏苡仁是每个家庭必备的除湿佳品

薏苡仁是药，也是食物，老百姓对它的通俗叫法是薏米。在咱们国家，薏米的食用时间很久远。现存最早的中药学专著《神农本草经》中就有关于其药性的描述，"薏苡仁味甘微寒。主筋急，拘挛不可屈伸，风湿痹，下气。久服轻身益气"。

别看这个药物平平淡淡，但是却有其神奇之处。《本草新编》中说它"最善利水，不至损耗真阴之气，凡湿盛在下身者，最宜用之"。据说，在东汉末年有位叫马援的将军，他带兵去南方打仗时，士兵因受当地湿气侵袭而出现了肿胀等病，严重影响了作战力。后来，士兵们服用了当地的薏苡仁后，身体内的湿气没了，士兵们的病也好了，马援还因此顺利打了胜仗。在班师回朝时，他还特意载了一车薏苡仁。没想到朝中有人嫉妒他，在他死后向皇帝进献谗言，说马援从南方贪污了大量珍宝，还带了一车运回京城。皇帝勃然大怒，不但收回了对马援的封号，还下令让他不得葬在城内。之后，人们就用"薏苡之谤"来比喻蒙受冤屈，颠倒黑白。

薏苡仁利湿的作用是剥丝抽茧式的，缓慢地将你身体里的湿邪一点点渗利下来。它能升能降，上可以清肺令水之上源清肃，下可理脾渗湿，旁达肢节又可渗湿除痹，缓和拘挛，它还兼有健脾补肺之功，不失为清补之品。

在许多湿病的治疗中，薏苡仁都起着关键的作用。

薏苡仁能利水消肿，健脾补中。所以对于脾虚引起的腹泻、水肿、脚气等病，可以单用熬粥，或者与健脾的中药如党参、白术、黄芪等同煮，作为药膳。

薏苡仁性微寒，有清热祛湿的作用。遇到湿热的季节，你在家里也可以用薏苡仁搭配着冬瓜、陈皮、荷叶等一同熬煮，可清暑热。

薏苡仁还可以清肺热，对于咳嗽有黄痰、浓痰的患者，也可以使用薏苡仁与杏仁搭配，有宣通肺气、化解水湿的作用。

有的人大便不成形，容易拉肚子，听说薏苡仁能祛湿止泻，就赶紧买了薏苡仁煮成粥，结果吃完后发现自己变得更容易拉肚子了。这是为什么呢？

其实，薏苡仁有生薏苡仁和炒薏苡仁两种。生薏苡仁偏寒凉，利水渗湿最在行；炒薏苡仁能缓和药的偏性，擅长健脾止泻。所以，对于脾虚有湿的腹泻，要用炒薏苡仁。炒薏苡仁可以在药店里买，或者自己在家炒制。将洗净的薏苡仁放入锅中用文火炒，等薏苡仁变得微黄、鼓起时取出放凉即可。炒后的薏苡仁药性更为平和，是治疗脾虚湿盛泄泻的良药。大家在购买时，也要注意分辨，根据自己的情况灵活选择。

门诊时，如果遇到湿困脾土者，我在给他们开药方的同时，也会建议其用生薏米 30 克泡水或煮粥，早晚佐餐食用。临床上来看，药疗配合食疗确实有所裨益。如果遇到脾虚湿重的患者，可用薏米和黄芪熬煮，帮助健脾祛湿。

黄芪薏米饮

【材料】黄芪 10 克，薏米 30 克。

【做法】将黄芪、薏米洗净放入锅内，加适量水，先用大火烧沸，再用小火炖煮 40 分钟即成。

【用法】每日 1 次，代茶饮。

【功效】健脾渗湿。

　　湿邪重的患者多伴有脾虚，所以我们加上可以健脾补气的黄芪，一边补气，一边利水。只有脾气足了，水湿才能跑得快。这就好比我们平时给车子打气一样，你用的力量越大，出的气越多。而黄芪为"补药之长"，可以补养五脏六腑之气，有它的助益，可以推动湿邪更快地排出。

2. 赤小豆是食物中的强效"除湿器"

　　广州地处岭南地区，气候比较潮湿，尤其是一遇到"回南天"，衣服很难晒干，有的墙壁和地板还会不断"冒水"。外界的潮湿环境也会影响到身体，所以很多人因为湿气的入侵出现眩晕、食欲下降、四肢沉重等症状。这时候，懂养生的人便会用些祛湿类的食材煲汤喝，这其中，赤小豆就是使用频率较高的一种食物。

　　咱们平时经常吃的红豆沙、红豆汤，里面用的都是普通红豆，跟赤小豆不一样。从外形上来看，红豆稍大，圆圆滚滚，就像咱们平时吃的黄豆、黑豆一样；而赤小豆是细长型的，体型稍小，若是同红豆放在一起，你绝对不会认错。而且，红豆相对容易煮烂，吃起来比较软绵，适合熬粥。而赤小豆很难煮熟，即使煮很久吃起来也较为生硬，所以适合煲汤喝。《本草纲目》记载："赤小豆以紧小而赤黯色者入药，其稍大而鲜红淡色者，并不治病。"所以，大家在选择时要注意区分，赤小豆祛湿效果更好，常作药用，而红豆则只供一般食用。

　　赤小豆气味甘酸平，入心、小肠经，性善下行，能通利水道，使湿热下泄。也就是说如果你喝了用赤小豆煲的汤后，小便会增多，体内的湿热之气就是通过这种方法排出体外的。《神农本草经》说它："主下水肿，排痈肿脓血。"这提示了赤小豆的两大功效：一是利水消肿，通过排出人体内的水湿来消除水肿；二是解毒排脓，比如当我们体表有痈肿、脓血时，就可以用它解毒。

有的人站立时间久了或工作劳累后容易出现水肿，这种水肿被称为特发性水肿。赤小豆就特别适合各种特发性水肿病人的食疗。《日华子本草》曾记载了一个水肿病人的简便食方，就是用赤小豆和粳米煮粥。赤小豆可清热利水，粳米可益气生津，二者煮粥具有利尿消肿的功效。

赤小豆不容易煮，在煮前最好用温水泡几个小时，这样豆子会熟得快点。有些女性在经期前容易水肿，同时还伴有食欲减退、倦怠无力等脾气虚弱的现象，这时候也可以煮点赤小豆粥，能增进食欲，改善水肿状态。

赤小豆粥

【材料】赤小豆 50 克，粳米 50 克。

【做法】先将赤小豆用温水浸泡 2~3 小时，之后连水带豆一起放入锅中熬煮，将烂时放入洗净的粳米，煮为稀粥即可。

【用法】早餐使用或早晚温热顿服。

【功效】利水除湿，可用于手足水肿、足癣、小便不利等症。

还有个方法是用赤小豆和鲤鱼同煮，鲤鱼本身也有利水作用，同赤小豆一起做汤，可充分发挥二者的利尿消肿功效。赤小豆鲤鱼汤可治疗脾虚引起的水肿及妊娠水肿等，还能作为肾炎、肝硬化及腹水患者调养的膳食方。如果病人伴随着食欲减退的症状，还可加入陈皮、草果帮助健脾开胃。当然，赤小豆鲤鱼汤只是作为食疗方，有了水肿还是要去医院检查具体病因。

有的妇女在生产后，乳汁的分泌出现了问题，这时候也可以考虑赤小豆。宋代医家陈自明在其所著的《妇人良方》中记载了这么一件事。他的妻子一直吃素食，结果生完孩子都7天了，却仍旧没有奶水。虽然他也为妻子开了一些药，可妻子服药后并没有效果。在偶然的机会下，陈自明得到了1升的赤小豆，没想到，妻子喝了赤小豆粥后，奶水"当夜遂行"。

赤小豆通乳的作用适合那些血脉不通的产妇，比如有的产妇会觉得乳房胀痛，但乳汁就是出不来，这时候就可以用赤小豆。那些因为气血不足而没有乳汁的，就不适合用赤小豆了。

赤小豆还可外用解毒。据史料记载，宋仁宗在还是太子时曾患疟腮，当时著名道士赞宁为其治疗时，就将赤小豆研末后外敷，最终治愈。对于那些患有荨麻疹或痈疮的人，如果一时没法去医院的，也可在家临时用赤小豆末加鸡蛋清外敷。

需要注意的是，赤小豆有清热祛湿之功，所以较为适合湿热体质的人食用，脾胃虚寒的人尽量不要服用。而且，赤小豆是利水的，在中医上看来利水是属于攻邪的，这样的方子不能常用，否则会损伤人体的正气。所以，当体内有湿热、水肿时，我们可以临时将其作为食疗的方子，但是等邪气去了以后还是要去扶正，否则水湿就会卷土重来。另外，本身气血虚弱、头晕眼花的人，切记莫要再用赤小豆"通利气血津液"了。

3. 饭后打嗝、不消化，一片醋泡生姜

人一到了中老年，对于事业上的追求心就会少很多。这时候更关心的是自己的身体和家庭，尤其对于老年朋友而言，吃好、睡好，有个好身体比什么都强。不过，这时很多老年人却发现自己对食物没了兴趣：同样一道菜，儿女们吃得津津有味，自己却一点食欲也没有，就算吃了饭，也常常觉得不消化、腹胀、爱打嗝。

这时候除了去医院就诊，让医生帮着诊断治疗外，大家还可以采用食疗的方法来调理。在这里介绍一首我用了二十几年的小方：醋泡生姜。生姜有温胃的功效，还可止呕祛痰。老年人上岁数后胃肠偏弱，消化能力也变低了，有的时候容易出现腹胀、呃逆、打嗝，这时候吃点姜可以和胃、祛湿、化痰。醋是活血的，还可以防止生姜过辣，口感较好。而且醋和糖的混合，在中医上有句话叫"酸甘化阴"，可以润燥。我每天吃点醋泡生姜，食欲旺盛，免疫力增强，感冒也少了。《药性类明》记载："生姜去湿，只是温中益脾胃，脾胃之气温和健运，则湿气自去矣。"现代药理研究表明，生姜中含有一种"姜辣素"，能促进胃液分泌和肠道蠕动，起到健胃助消化的作用。

醋泡生姜

【材料】 鲜姜、山西（镇江）米醋、糖适量。

【做法】 鲜姜连皮切薄片后放入坛子或瓶子中，倒入米醋（米醋一定要盖过姜片），放入糖，密封3天。

【用法】 每天早饭后吃1~2片。

【功效】 适合脾胃虚寒，吃完胃胀、打嗝，或有胆石症的人群。

★如果你胃酸过多，就不要用醋泡生姜了，可以把生姜切成细丝或姜末后再食用。

　　咱们民间就有"上床萝卜，下床姜，不用医生开药方"的说法。早晨起床后嚼食少量生姜对老人养护脾胃、提高食欲很有益处。从历史上来看，食生姜的习俗古已有之。早在春秋时期，孔子就有吃生姜的习惯，在《论语》中有"不撤姜食，不多食"之说，意思是说孔老夫子一年四季的饮食都离不开生姜，而且食用时并不贪多。孔子享年73岁，在春秋时代，"人生七十古来稀"，孔子可以说是非常长寿了。我认为孔子的长寿跟他"不撤姜食"的饮食习惯有关。宋代的《东坡杂记》中也记载了一个故事，杭州钱塘净慈寺有位老和尚，虽然已经80多岁了，但面如幼童，"自言服生姜40年，故不老"。

　　我原来脾胃功能不好，稍吃多点或吃了不消化的就容易胃脘胀痛，尤其是到了秋冬季节容易犯胃病。后来，我就试着服用醋姜进行调治，第一次吃觉得这东西又辣又酸，所以就着馒头吃了3片。没想到，第二天上午十点左右，很少出现饥饿感的我居然觉得很饿，感觉到胃的动力了。另外，我原来排便很不规律，两三天才排一次，总觉得要吃很多东西把肠道塞满了才会排便。但吃了一段醋姜后，大便也逐渐正常了。如今我已坚持服用醋姜 40 多年，每天早晨都有便意。

怎么吃姜也大有学问。因为姜性温，适量食姜能够刺激消化功能，吃得太多则会引起胃热。姜的特性是发散、生发，所以早上吃姜最好，让沉睡了一个晚上的阳气重新开始活跃，能让您在接下来的工作和学习中精神焕发，充满活力。一年四季中，夏天吃姜最好，能够很好地助长阳气。而秋天不适合吃姜，因为秋天是阳气开始收敛的季节，所以谚语说"一年之内，秋不食姜；一日之内，夜不食姜"。不过也并非绝对如此，例如感冒初起的时候，就可以多吃点姜而不用管季节与时辰。另外要注意，心烦气躁、身体消瘦、高血压，或者经常口干口苦、便秘如球的人应当少吃姜。

4. 冬瓜治水肿，消暑湿

　　冬瓜是我家餐桌上夏季最常见的蔬菜之一，《随息居饮食谱》记载，冬瓜清热除烦，养胃生津，涤秽，利水。如果因为暑热，家人变得口淡、口渴、烦躁、尿黄时，你就可以做上几次荷叶煲冬瓜，这款煲汤清热而不伤脾，利水而不伤阴，一家老少皆可食用。

荷叶煲冬瓜

【**材料**】新鲜荷叶2块，老冬瓜1500克，炒扁豆12克，薏苡仁12克。

【**做法**】将这些食材洗净，炒扁豆和薏苡仁可以用清水浸泡片刻。冬瓜连皮切成大块后与荷叶等食材一起放入砂锅或瓦煲内，加清水1800毫升，大火烧沸后，改用小火继续煲2个小时左右，最后加入适量的盐或者糖调味即可。

【**用法**】这是3~4人的用量，可根据情况每日或隔日饮用。

【**功效**】清热利湿。

　　煲汤时冬瓜切记不要去皮，因为冬瓜皮的药用效果比冬瓜肉更好，这样做可以充分利用冬瓜的保健功效。除了煲汤之外，冬瓜还可炒食、生腌。过去因为蔬菜缺乏，人们在吃冬瓜时为了不至于太过腻烦，总是变着花样地将一道冬瓜菜做成各种滋味。在冬瓜的诸多花样吃法中，有一种是将其与面粉一起做成主食，被称为"咸食"。方法也很简单，就是将冬瓜切丝后与面粉、鸡蛋、葱花和水搅和成糊状，用平底锅或者电饼铛双面煎成焦黄色即可，吃时可蘸上蒜蓉和醋做成的调料，别有一番风味。

　　很多人在处理冬瓜时直接把冬瓜子和瓤扔掉了，实际上它们的作用非常大。凡是植物的种子，它的功效一般都能往肾脏走。冬瓜子也是走肾脏的，但它不是补肾，而是帮助肾脏排出浊水。冬瓜子祛的是"浊水"，是体内炎症和感染引起的，这种"水"是混浊的，带有颜色，比如说黄痰、小便赤黄、女性白带发黄都属于此类。

　　冬瓜子偏凉性，直接吃容易拉肚子，最好的吃法就是将其捣碎之后，加水煮15~20分钟后，加糖饮用。不过，这个方法是在体内湿热很重的情况下。如果只是身体有炎症，或者小便、白带发黄，最好是先把冬瓜子炒黄了再煮水喝，以便减弱其寒性。

　　对于家中的老人或者肥胖者，将冬瓜皮晒干加荷叶一起泡茶喝，可以起到降低血脂和减轻体重的作用。这是因为冬瓜含有能够抑制糖类物质转化为脂肪的成分，还富含膳食纤维，能抑制肠道对脂质及糖分的吸收，因此有防止体内脂肪堆积、消肥降脂的功效。

5. 参苓白术散

——流传千年的健脾祛湿良方

五脏之中，所有的水湿代谢都离不开脾的运化。如果一个人舌淡苔白腻，常年大便不成形，稍吃油腻食物就会拉肚子，伴有不消化之物，这种情况多属脾虚湿盛，适合吃点参苓白术散。参苓白术散是宋朝官方药典《太平惠民和剂局方》中的一个方子，后来做成丸药，大量生产至今。"丸者，缓也"，丸剂吸收缓慢，药力持久，适合作为长期保健药使用。

参苓白术散能治什么病呢？《太平惠民和剂局方》说："脾胃虚弱，饮食不进，多困少力，中满痞噎，心松气喘，呕吐泄泻，及伤寒咳嗽。此药平和，久服养气育神，醒脾悦色，顺正辟邪。"由此可以看出，参苓白术散不但能治疗一些脾虚挟湿之证，还能久服作为养生美容保健。我平时常将参苓白术散作为脾虚湿证的巩固治疗，不管是儿科疾病，还是内科杂病，只要这些疾病符合脾虚湿盛的特点，用参苓白术散往往都能获得不错的效果。

参苓白术散组方

人参、白术、白茯苓、山药、莲子肉、
薏苡仁、白扁豆、砂仁、桔梗、甘草

我们可以看到这方子的白术、人参、白茯苓是健脾名方"四君子汤"的前三味药，山药和莲子肉可以加强"四君子汤"的补脾作用，还有涩肠止泻的功效；薏苡仁、白扁豆有健脾渗湿的作用，另外加上砂仁可以醒脾和胃。最重要的还有一味药——桔梗。它既不是补气的，又不是渗湿的，但却起到了特别关键的作用。桔梗有升气的作用，可以使清阳上升，在补气的基础上加上桔梗可以提高疗效，达到健脾止泻的作用。甘草健脾和中，调和诸药。诸药合用，共奏益气健脾渗湿之功，使脾气健运，湿邪得去。通过这些分析，大家会发现古人创造一个方子是很不容易的，其间丝丝入扣，有着严密的思路和逻辑。

◎ 小剂量、枣水送服更有效

有的人发现，在服用参苓白术丸一段时间后，感觉身体并没有什么变化。为何如此精妙的一方古药，服用后却没有效果呢？多半是服用方法出现了问题。

在参苓白术散的用药上，我有一点自己的体会。脾湿导致的腹泻一般病情比较漫长，所以在治疗的时候，有的医生急于求成，开的药量较大。还有的人服药时间短，一看有效还没等脾胃功能恢复就停药，所以效果不好。现在市场上的参苓白术都为丸药，这个小粒粒的丸药特别结实，如果这个人本身脾胃消化不好，服药后可能药物长时间地不消化。所以，我建议参苓白术丸用煮枣的热水送服。大枣有补脾的作用，有些药物就直接和大枣一同做成丸剂等剂型，便于服用。

　　煮枣的时候，不能一开锅你就不煮了，煲的时间要长一点。这样把参苓白术丸放在热枣汤里，特别容易消化，也容易被人体吸收。用量上，虽然说明书的用量为一次 6 克，每天 2 ~ 3 次，但我在临床上发现，一次 3 克，每天 2 次，小剂量地长期服用效果更好。

参苓白术丸

【材料】参苓白术丸 3 克，红枣 5 颗。

【做法】红枣用清水煮沸后，小火煮 30 分钟；将热枣水倒入碗中，再放入丸药，待丸药溶化后即可服用。

【用法】每日 2 次。

　　服药一段时间后，大家可能会发现原本食欲减退的胃口自己打开了，这时，可不要不管不顾地大快朵颐，如果增加了脾的运化负担，甚至前功尽弃。饮食上，吃个八分饱就可以了，肉也不要过量食用。

◎ 改善肿瘤患者放化疗后的副作用

我在临床上发现，参苓白术散对肿瘤患者放化疗后出现的恶心、食欲差、疲乏无力等副作用有不错的改善作用。

我有个朋友是西医肿瘤大夫，他有个患者是名教师。这位患者原来是直肠癌，检查出癌症时已经很严重了，后来病灶转到肝脏。在经过手术切除了部分肝脏和部分直肠后，这位患者还要进行化疗。当时，患者的情况不太好。一是食欲不好，每天排便两三次，体力下降得特别厉害；二是精神压力大，整个人看起来没有精神。我那朋友担心患者在身体这么虚弱的情况下，经受不住化疗，所以希望我能用中药配合着调理一下，通过中西医结合的方法，减轻病人的痛苦，延长寿命。

当时我看过患者后，用的就是参苓白术散，里面还加了可以和胃的苏叶，综合调理他的脾胃功能，保护他的免疫功能。这位患者服药后，一些化疗后会带来的恶心呕吐、食欲差、脱发等副作用变得很小，体力也恢复得不错。

中医有药食同源之说，参苓白术散里的很多药都是可以用来食用的，比如山药、薏苡仁、莲子等。老年人年纪大了，脾胃功能减弱，消化不好，这时候可以用参苓白术散里的几味药做成药膳食用。

扁豆莲子薏苡仁粥

【材料】白扁豆、西洋参、莲子肉、薏苡仁、粳米适量。

【做法】将白扁豆、西洋参、莲子肉、薏苡仁用凉水浸泡2~3小时。先将西洋参加水煮沸，再把粳米、白扁豆、莲子肉、薏苡仁一起放入，煮到比较黏稠时为佳。

【功效】滋阴补气，提高脾胃消化功能。

★做药膳的时候，也可以用不锈钢锅，不会影响药效。

6. 暑天没劲、食欲差，试试三仁粥

夏季如果只是热，我们好像还能忍受，但是如果加上湿变成了闷热的桑拿天，这样的天气就变得非常难熬。每当这种天气偏多的时候，我们门诊就会接诊很多湿困脾土的患者，他们大部分食欲减退、饭后不消化、浑身倦怠、心烦意乱。其实，这些不适就像身体给我们的小提醒。若能稍加调养，那么，整个身体的素质也会得到一个提升。要抓住这个提升自己健康的机会，首先要明白桑拿天为什么会让人这么不舒服。

湿邪其实是夏季常见的一种致病邪气，更准确地说，湿邪最常出现在长夏的季节。若问这一年有几个季节，小孩子都知道是春夏秋冬四季。不过，在中医理论中，为了与天之五行、人之五脏、地之五气等相配，将一年分为春、夏、长夏、秋、冬五个季节，分别与肝、心、脾、肺、肾五脏相匹配。长夏涵盖了小暑、大暑、立秋、处暑四个节气，与脾相通。为什么呢？

我们看，长夏的时候由于气候炎热，雨水也多，因为土地酝酿的勃勃生机，很多植物长得很繁茂。这一点与脾主运化、化生精微、补给全身的作用类似。另外，脾的习性就是喜燥恶湿的，而长夏时节，阴雨连绵、空气潮湿，最容易出现脾虚湿困的现象，表现为脘腹胀满、食欲减退、口淡无味、胸闷想吐等症状。所以，在长夏伏天是养脾胃、祛湿邪的时节。

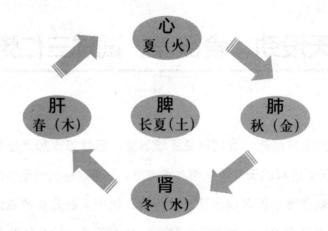

在闷热的天气下，人体为了调节体温就会排汗，汗出的时候带出的不仅仅是水分，身体的能量、热量（中医称之为气）也通过皮肤（中医称为气门）往外排。能量少了，身体自然就会感到疲劳。而且，出汗后，我们会喝很多水来补充体液，胃液也会因此被稀释，从而降低了人的消化能力。所以，很多人在夏天觉得浑身没劲儿，没有食欲。

◎ 荷叶绿豆饮，炎炎夏日的解暑妙方

夏天如何养脾胃去湿热呢？我们在食物上多选用燥湿利湿之品。这类的食物有冬瓜、薏苡仁、赤小豆、绿豆、白扁豆、蔻仁等。我们可以用薏苡仁、赤小豆熬汤，也可用冬瓜与排骨煲汤。冬瓜皮也是个

好东西，可以把冬瓜皮和冬瓜一起煮水，利水渗湿的作用更强。夏天也可以多食用扁豆，很多人喜欢做扁豆肉丝焖面，在这里提醒大家一下，若是想要利用扁豆化湿的作用，肉类最好不要选用猪肉而是选用牛肉。西瓜是夏天常吃的水果，也可以把西瓜放在凉水里泡一泡，最好不要放在冰箱里，以免温度过低损伤脾阳。西瓜翠衣也是健脾利湿的食材，夏季凉拌一下，吃起来清清爽爽也非常不错。

对于夏季的暑湿，我这里有个解暑醒脾开窍的方子，遇到炎热的天气，可以用来解暑。

荷叶绿豆饮

【**材料**】绿豆衣6克，荷叶6克。

【**做法**】将绿豆衣、荷叶洗净，放入锅中，加水煮开，汤色变绿即可。

【**用法**】代茶饮。

【**功效**】清热消暑，益气健脾，升清降浊，解毒生津。

★绿豆衣就是绿豆皮，如果在药店不好买到绿豆衣，也可用绿豆代替。

绿豆衣和荷叶这两个药物相配伍，一升一降。荷叶是升的，能升人的轻清之气；绿豆是降的，有辛凉解暑的作用。这两个药熬煮后，荷叶在上面飘着，绿豆衣在下面，颜色碧绿，给人一种心旷神怡，很清爽的感觉。在夏季有暑热的人，看见这个就有想喝的欲望。喝的时候，既可以温着喝也可以凉着喝：有火的人要凉着喝，拉肚子有寒的人要温着喝。

◎ 雨水多的日子，要喝三仁粥

在夏天雨水较多的时候，湿邪导致的眩晕、腹泻的人就会比其他时候多。这时候夏天常用的绿豆汤就要少喝，否则容易导致脾胃的湿气过重，阻滞人体气机枢纽的运转。那这时候我们怎么保健呢？在这里推荐一款粥——三仁粥。

三仁粥其实是根据清代名医吴鞠通的三仁汤变换而成。原方由杏仁、白蔻仁、薏苡仁，加上半夏、竹叶、厚朴、通草、滑石这几味药组成，药方记起来也很有意思：三人爬竹竿，扑通滑下来。三仁汤是治疗湿温初起，邪在气分，湿重于热的主要方剂。凡是临床上出现以胸闷、午后身热、体倦身重、舌苔白腻、脉濡等为主要表现者，就可以使用本方加减治疗。

吴鞠通把人体"横向"地分为上中下三焦。三焦是人体气血津液的通道，人体营养物质的吸收和废物的排出都在三焦这个大场所进行。

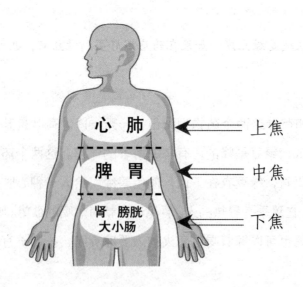

心 肺 ← —— 上焦

脾 胃 ← —— 中焦

肾 膀胱
大小肠 ← —— 下焦

我们说长夏的气候有两个特点：一是湿，一是热。如果湿热侵袭了人体，经常会形成弥漫三焦之势，这时候湿热不是单纯地在上焦或在中焦、下焦，而是充斥在脏腑之间。

这时候怎么办呢？吴鞠通认为，湿与热相合好比油与面合，胶结难分，如油入面，因为热在里面，湿在外面，所以先祛湿后清热（湿退热孤）。如何祛湿呢？吴鞠通发明了宣上、畅中、渗下三位一体的祛湿法，给出了三仁汤这个方子。先是针对三焦不同的位置，给予相应的药物去宣畅三焦，这样一来，三焦的水道通畅了，湿邪就能畅通而去；之后，方中又结合了一些少量轻度的清热之品，做到祛湿清热而不至于生寒。

三仁汤组方

杏仁、薏苡仁、白蔻仁、厚朴、
通草、滑石、半夏、竹叶

杏仁可以开肺气，在上焦；薏苡仁可以泻下焦湿邪。白蔻仁是什么呢？大家在菜市场卖干货的地方能看见它的身影，当然药房和超市也有卖的。白蔻仁经常被用作香料，有些人喜欢在炖肉时放点儿。中医认为，白蔻仁辛温芳香，可以醒脾，入中焦。脾被湿困住了后，它不开达，不能运化，而蔻仁可以让脾醒过来工作。如此用上了这三味药，上焦开了，中焦醒了，下焦利了，剩余的几味药也配合着君药，大家协同作战，把湿热之邪从三焦清出去。

三仁汤对于祛除三焦湿邪、调理脾胃功能有着显著的功效，不过，这毕竟是药方，使用时须经正规医生辨证加减。作为日常保健，大家可以把三仁汤替换为三仁粥，尤其是在夏季湿热的天气下。

三仁粥

【材料】薏苡仁 30 克，粳米 50 克，白蔻仁 6 克，炒杏仁 5 克。

【做法】炒杏仁去皮、尖后剁碎；白蔻仁剁碎。将薏苡仁和粳米一起熬粥，起锅前 5 分钟，放入炒杏仁碎、白蔻仁碎。

【用法】每天 1~2 次，连服 3~5 日。

【功效】升上、畅中、利下，帮助身体在暑湿中恢复平衡。

这里需要注意，杏仁可以润肺散滞，但是因为苦杏仁的种皮和胚芽部分含有剧毒氢氰酸，所以食用时一定要去除皮、尖。这三仁相配可以起到升上、畅中、利下的作用，帮助身体在暑湿中恢复平衡。

7. 藿香正气散：弘扬正气，祛除寒湿邪气

一说到藿香正气散，大家都知道这是治疗夏天拉肚子的药方。这个药方源自宋朝医书《太平惠民和剂局方》，是当时官方确定的成方，主要由广藿香、苍术、苏叶、白术等十味药组成。虽然距今已有千年，但它依旧是人们心中的经典良药。

藿香正气散的作用是什么呢？就是当你外感风寒内有湿的时候，可以用它来散寒祛湿。药名里的"正气"在这里是纠正不正之气的意思。每年的3月到9月，雨水天气比较多，很多人因为天气或饮食原因感受了湿邪、风寒，这叫作"不正之气"。而藿香正气散就可以弘扬正气，祛除这种邪气，解决身体因此出现的感冒、咳嗽、胃肠功能紊乱等一系列的症状。

有的人可能会纳闷，这个药不是祛寒湿的吗？可夏天都比较热，有湿也是暑湿，为什么要用藿香正气散呢？

其实，这个跟人在夏天的生活习惯有关系。炎热的时候，大家都希望能凉快点，古人虽然没有冰箱、空调等现代科技的帮忙，但也有冷饮。早在周代，人们就开始在地窖里储存冬天的冰块以备夏用；在宋代时，就已经出现了刨冰。那时很多人家里都有水井，有的人渴了就直接取冰

凉的井水喝，或者用井水冷一些瓜果来吃，还有人为了贪凉直接在地上铺一层席子就睡觉。本来因为天气炎热，身体出了很多汗，皮肤毛孔都是打开的，这时候喝了凉水、睡了凉席，就容易招惹上寒湿邪气。

现代科技这么发达，尤其是冰箱、空调的普及，让人在炎热的夏季很容易变得凉快起来。当我们从外面回到家中或者公司，本来浑身大汗，湿气重，这时候空调冷风一吹，寒邪携着湿邪就容易滞留在体内。遇到这类患者时，我也会叮嘱他们少吹空调，少喝冰镇饮料。

有的病人说："夏天这么热，家里实在少不了开空调啊，这要怎么办？"我跟他说，如果实在太热，空调也可以开，但是一定要注意时机。如果你从外面刚回到家中，身上还都是汗呢，这时候要先把汗擦干净，落落汗，给身体一个过渡的环境，然后再开空调。空调温度不宜调得太低，也不要直接冲着人吹。

◎ 藿香正气散，专治寒湿感冒

有这么一个学生，中午放学回家时因为天气太热，出了很多汗。他又热又渴，于是就买了冰镇的矿泉水，连喝了两瓶才解渴。结果回家后，就开始拉肚子，发烧，嗓子也变得干疼。他妈觉得夏季拉肚子，这是中暑了，要吃点藿香正气散。没想到，小伙子吃药后症状不但没有缓解，反而发烧更厉害了，而且还变得口干舌燥。

很明显，这是药吃错了。这位学生因为天气太热、汗出太多，先是受了热，然后又伤了津液，所以口干舌燥、嗓子疼。再加上他本身脾胃虚弱，所以喝了冰镇矿泉水后开始拉肚子。这个病本来是热证，要解暑清热，而藿香正气散治疗的是寒湿感冒，它是温热药，在这里用简直是火上浇油。大家一定要记住，如果夏季单纯因为高温出现了中暑，或是有了嗓子疼、口干舌燥的表现，就不要用藿香正气散了。

藿香正气散治疗寒湿感冒的效果很好，适用于外感风寒、内伤湿冷的患者。当你因为贪食冷饮，长久吹空调引起了头痛、发热无汗、食欲减退、呕吐腹泻等症状，就可以用藿香正气散来治疗。这种感冒一般发热不明显，舌苔多有白腻，伴随着食欲减退、腹胀的症状。

藿香正气散不仅仅用在夏季，只要是外感风寒、内有湿浊的疾病，都可用它加减治疗。我曾经治疗过一位 76 岁高龄的老人，这个老人爱喝浓茶，一天喝水近两暖壶。春节前，他因为外感风寒烧到 39.5℃，后来虽然打了红霉素点滴后体温降到正常，但不久体温又上升到 38.5℃。此后，他每天上午体温较低，在 38℃左右，午后就会增至 39℃。我细细询问了他的病情，发现他虽然有发热的症状，但恶寒喜暖，纳少便溏，肢体酸楚疼痛，苔白滑，总之，一派外感风寒、内兼痰湿之象。所以，当时我给他开了藿香正气散，去掉大腹皮、炒白术，加桂枝和杏仁。仅服 3 剂，这位老人的体温就降回正常。

◎ 藿香正气水？藿香正气软胶囊？到底该用哪一个

现在市场上销售的藿香正气类的制剂很多，比如藿香正气水、藿香正气丸、藿香正气胶囊、藿香正气口服液等。我们刚才说的藿香正气散是它们的鼻祖，散剂就是把中药打成粗末，这样煮起来一是可以节约药材，用量小；二来可以充分地提取药材中的有效成分。只不过散剂不方便保存，所以现在已退出历史舞台。

藿香正气水是平时最容易买的一种剂型，它在制作过程中使用了一定浓度的酒精作为溶媒。酒精一方面可以使中药更好地溶解，并可在一定程度上防腐。另外，酒也是药品，可以行气活血。在诸多的制剂里，藿香正气水的效果最好。不过，因为它里面含有40%~50%的酒精，所以如果要开车最好别喝，否则会被测出是酒后驾车。老人和孩子也不宜服用。喝过藿香正气水的人都知道，它的辛辣味很浓，胃不好的人在服用时可以兑点水。先将药水倒入杯中，再冲入约30毫升的热水趁热服用，等10分钟左右再饮一杯热水，服药后应避风。

藿香正气软胶囊是现代的新剂型，容易吞咽，方便携带，吸收速度也比较好。临床上较为推崇。

藿香正气口服液是将药物煎煮去渣取汁后制成的液体剂型，所有的口服液都加入了一定的糖分，所以它的口感较好，但是药物含量小，比较适合老人和儿童服用。

藿香正气颗粒是冲剂，也含有一定的糖分，口感较好，只是同藿香正气口服液一样药力较弱。

藿香正气丸是散剂的变型，丸剂类的药物药效比较和缓，药力持久，不过起效较慢。

大家可以根据自己需求来选择，如果不开车，没有酒精过敏，能忍受辛辣，可首选藿香正气水。服药期间不要吃甜食、生冷、荤腥等容易生湿的食物，以免影响藿香正气水的祛湿效果。

8. 艾叶是能除寒湿的"纯阳之品"

　　每年的端午时节，民间除了吃粽子、赛龙舟的习俗外，还有挂艾蒿的传统。艾蒿通常生长在光照较为强烈的阳面，又是在每年阳气处于上升阶段的端午采摘，所以是纯阳之品，有祛寒、除湿、通经络的作用。

　　艾蒿的叶子就叫艾叶。《本草纲目》记载："凡用艾叶需用陈久者，治令细软，谓之熟艾。若生艾灸火则易伤人肌脉。"储存时间超过一年以上的干艾，药力绵厚，若是将干艾捣成绒状就可以做艾灸使用。临床上，艾叶可以单用，也可以制成艾条、艾炷以作灸用，还可以用其他中药组成汤药、丸药，如妇科中的"艾附暖宫丸""胶艾汤"等方中均有艾叶。

　　有一位20多岁的男性患者，最近3年的时间，他的腰骶骨、膝关节和足跟经常疼痛，去医院后被诊断为类风湿关节炎。患者说，自己出生时父母的年纪都比较大了，所以，他从小身体就不太好。入冬后的天气越来越冷，他的疼痛也加重了。我让他脱了鞋，查看其足跟部虽然疼痛明显，但不红不肿。他的面色较为晦暗，舌苔薄白，脉沉弦紧，综合分析，我发现他是先天不足，寒湿内侵。于是开处方右归饮、麻黄附子细辛汤加减化裁。

除此之外，我还建议他每天晚上用艾叶煮水泡脚。因为艾叶有温经散寒之功，泡脚后可以辅助去除体内寒湿，帮助恢复身体。如果确定是寒湿引起的关节不适，也可直接用艾条艾灸，熏烤疼痛部位，化解寒湿，原本疼痛的位置就会变得暖烘烘的。

◎ 不专心泡脚，就是在洗脚

白天忙了一天，到了晚上，我喜欢泡泡脚。尤其是在冬天的时候，用一盆热水泡泡脚，让全身的气血都随之流动起来，实在是一件很享受的事情。而且，在泡脚的时候，血液是下行的，像我白天时看病、看书、改稿子，大脑始终处于兴奋、紧张的状态；泡脚的时候，头部的血液流向变了，人就容易入静。在泡脚的时候，你还可以在水中加入一些药物，比如有高血压的可以加入槐花，有风湿病的就可以加入花椒、艾叶。

我们可以把艾叶水放入暖瓶中保温。将一部分先倒入盆中，稍凉后就可泡脚，水要是不热了，我们可以继续加暖瓶中的艾叶水。泡脚以微微出汗为宜，不要大汗，因为大汗伤阳，得不偿失。如果是在夏天泡脚，水温不可以过高，时间也不可过长，快要出汗时就要停止泡脚了，但可以多按摩一下足底。

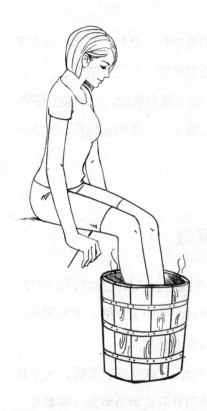

艾叶浴足方

【材料】艾叶 50 克。

【做法】将艾叶放入沸水中煎煮约 15 分钟，待水温稍低后，就可以把脚放入药液浸泡，每次浸泡 15~20 分钟，水凉后可加入热水。

【功效】理气血，逐寒湿，温经络。

人的足底有很多经络和穴位，肝经、脾经和肾经都从足部循行全身。当我们用艾叶煎剂泡脚时，药中的有效成分就会通过这些经脉穴位进入人体脏腑中，从而达到祛湿散寒的目的。泡脚时，两只脚也可以相互揉搓，以使艾叶的有效成分更好地渗透。有一种滚轮式的足底按摩器，泡脚后也可以在上面滚上 100 次左右。

很多人泡脚的时候喜欢看电视、玩手机、看报纸，我不建议大家这样做。为什么呢？泡脚的时候就专心泡脚，只有你精神放松，才能减轻大脑兴奋，让你更静心；否则你看着电视、看着报纸，那不叫泡脚，而是洗脚。

过去我们跟病人说，你泡脚的时候别看电视，要专心泡脚。病人来了句："哎呀，我一想明天还有很多操心的事呢，就没办法专心。"如何才能更专心呢？有个病人是这么做的，他下面泡着脚，上面描红写字，通过这样的方法练自己的专心度。慢慢心静了，不再想东想西，泡脚也就能更专心了。

◎ 用温暖的艾灸，帮我们祛除寒湿

最近几年，利用艾灸保健养生的人越来越多。灸时，艾草烧得比较慢，虽然烟雾会往上走，但燃烧时的热却会透过肌肤到达经络。湿为阴邪，非温不化，通过艾灸可以温通经脉，驱散寒湿邪气。

几十年的临证经验使我深深体会到，对于一些急证、实证，尤其是痛证，比如头痛、痹痛、中寒腹痛等，单用针刺或者隔葱灸、隔姜灸、隔盐灸等外治方法，就能收到立竿见影的效果。即便是一些虚损性的疾病，如果针灸与药物配合得当，也能明显提高疗效。

我治疗过一个痛经的学生，她因为在经前饮了大量的冰水，致使经期到来时胃脘冷痛，少腹疼痛剧烈。当时煎取中药较为费时，紧急情况下，我先针刺中脘、关元、三阴交3穴，之后在中脘穴、关元穴上加灸15分钟，三阴交穴上加灸10分钟。针刺后，这名学生的疼痛就缓和了，艾灸后更是四肢转温，腹中觉得温和，痛经也消失了。

针后加灸能够增强温经散寒、活血解凝、止痛之力，所以这名学生的痛经才能这么快解决。对于那些因寒引起的痛经者，可以艾灸中脘穴、关元穴和三阴交穴。

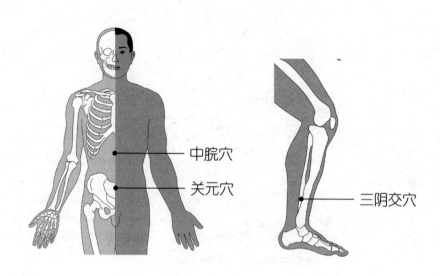

中脘穴

关元穴

三阴交穴

我们日常保健时，可以采用隔盐灸和隔姜灸的艾灸方式。隔盐灸是把炒过的盐填在肚脐，与腹部平齐，然后把艾绒捏成圆锥形的艾炷放在盐上，拿香点燃艾炷，等到肚脐处有灼痛感时，更换艾炷再灸，一般每次可灸5~10壮。脾胃虚寒、怕冷的人可以尝试这种办法。隔姜灸与隔盐灸的方法差不多，可在姜片上用牙签扎上一些小孔，放到穴位上，再将艾炷放上点燃。比如，有的风湿病患者腿关节觉得冷痛，用手捂着或者放热水袋就会好一些，这种情况就可以用隔姜灸。当你感到有点烫时，不管艾绒烧到什么程度，都要把它夹走，以免烫伤。

还有一种方法是用艾条悬灸，手持艾条在距离皮肤2厘米左右的地方悬空灸，这个方法虽然效果不如隔姜灸和隔盐灸，但是操作更为方便简单。为了防止大家烫伤，现在市场上也出现了一些艾灸用具，比如艾灸盒、随身灸之类的，大家可以根据自己的情况选择。

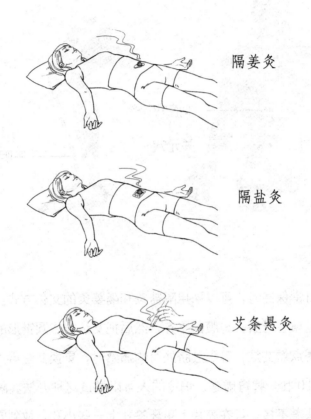

隔姜灸

隔盐灸

艾条悬灸

需要注意，若是你体内有热，就不要用艾灸了，否则身体会因此火上加火，更加不适。体内有热的人也很好区分，这类人通常比较口干，不喜欢热水而喜欢喝点冷水，小便黄赤，大便干燥，自觉手脚很热。

第四章

湿邪走了，病就好了
—— 自我调治常见病

很多疾病虽然算不上大病，却总是反反复复地发作。这多是由于体内湿邪与其他邪气相互勾结，以至于疾病纠缠不清。若能将体内的湿邪驱逐出去，我们的身心也会因此变得光明灿烂。

1. 吃药胃疼，不吃药头疼

——头痛的调理方法

现代人生活节奏比较快，压力不断增加，很多人出现过头痛、头晕、头胀等头部的不适。头痛看着是个小毛病，但真疼起来也是非常折磨人的，甚至有人为此长期服用止痛片。这些止痛片如果长期服用容易影响人的消化系统，引起胃部溃疡，以至于到最后形成了"吃药胃疼，不吃药头疼"的局面。有了头痛问题，我们还是要去寻找它背后的病因，而不是盲目止痛。

大家想想，如果你家里的电灯不亮了，这时候你会怎么做呢？首先要看看是不是家里停电了，虽然是灯不亮了，但问题不一定出在灯上，也可能是家里的电用完了。头痛也是如此，不能因为问题出在头上就只关注头部，而是要结合病人的其他症状综合判断。中医把头称为诸阳之会，把脑称为髓之海，五脏六气的气血皆上注于头面。所以，当五脏六腑出现了问题时，都有可能引起头部的疼痛。

有些头痛的原因很容易找到，例如骑车吹到风了或是穿得少冻着了，出现了感冒头痛、流清鼻涕的症状，这类头痛是外感风寒引起的，可以用川芎和茶叶一起泡茶饮用。这样赶出风寒之邪，头痛的问题也就解决了。但是有的头痛，往往迁延日久，如果去医院做CT、脑电图检查又没发现什么异常，这种情况下的头痛病因就会比较复杂，可能是肝阳上亢、气血虚弱、瘀血阻络引起的，也有可能是痰湿上蒙的原因。

中医认为脑为元神之府，依靠清阳之精气的滋养，才能使头脑思维敏捷，神志正常，对身体各部位传来的信息才能发出正确的指令。但有一种人因为痰湿壅盛，阻碍了清阳之气的温养，使痰浊害清，极易染上痰浊上蒙型头痛，头脑昏昏沉沉的，头痛头重。这时候的头部发紧，像拿个带子勒住了一样，或者像包了层头巾，头部发蒙。

这种类型的头痛患者，往往体型比较丰腴，平时饮食不节，喜欢吃甘甜肥腻的食品，过量饮酒或者浓茶，导致脾胃运化功能失调，水液代谢异常，瘀积体内变生痰浊。痰浊阻碍了清气的上升，就像乌云蔽日一样，于是头脑就昏昏沉沉。对于那些湿浊引起的头痛，症状稍轻一点的病人，可以喝点三仁茶。

三仁茶

【材料】炒杏仁9克，生薏苡仁30克，冬瓜仁10克，姜2片。

【做法】将所有材料洗净后，加水一起煎煮。

【用法】代茶频饮。

【功效】清热祛湿，通利水道，适用于头重发蒙，尤其是阴天加重者。

★冬瓜仁不可以直接吃，要打碎后再煮水。

人体水液代谢是一个系统工程，不是某一个脏器就能完成的，所以在清利水湿时也要顾及整体。炒杏仁是入肺经的，可以宣肺理气，还能祛湿；生薏苡仁可以泻下焦湿邪；冬瓜仁入肺、大肠经，对上下的湿邪都有作用，可以利水消肿。这个三仁茶饮用后，可以通利水道，排出湿邪，减轻头重的症状。

1976 年我诊治过一个 38 岁的朝鲜族干部，犯头痛病已经 8 年。1969 年，他的头部受伤之后，一直头痛，晚上失眠多梦，由家属陪同到北京来治疗。患者体态肥胖，步态不稳，手足颤动，舌头麻木，连话也说不清楚。他的家属也说，他平时喜欢吃肥腻的食品，还爱喝酒抽烟。这种就是痰浊上蒙头痛。他平时的饮食习惯导致痰浊瘀积在体内，再加上外伤的损害，造成痰浊瘀血内停，神明不聪，治疗拟以化痰开窍为法则，所以我自拟了夏蒲礞石汤来治疗。他的病情已经比较复杂，一直调理了一个半月才痊愈。

夏蒲礞石汤是我治疗痰浊头痛的经验方。痰浊内生是脾胃运化失常导致的，因此方中用白术、茯苓、陈皮健脾祛湿，以治生痰之源；《脾胃论》说："足太阴痰厥头痛，非半夏不能疗。眼黑头眩，虚风内作，非天麻不能除。"故用半夏，天麻与上药相配，补虚以治其本；痰浊上蒙清窍，诸症蜂起，故用礞石、菖蒲、远志涤痰开窍以治其标。浊痰久郁有化热之势，佐加黄芩以清其热。诸药相合，共奏健脾祛湿、化痰开窍之功。

另外，大家平时也可以经常梳梳头，能在一定程度上缓解头痛。头部是手足三阳经的汇聚之处，因此被称为"诸阳之首"。凡五脏精华之血，六腑清阳之气，皆上注于头。合理的梳头可以起到按摩头部的作用，增加头部血液循环，提神健脑，缓解头痛、头晕。

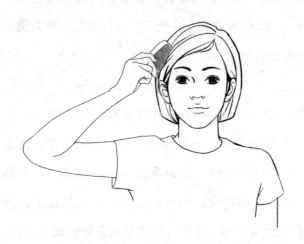

这个方法我向很多人都推荐过，做起来没有太多讲究，只要在头部两侧和头顶处从前向后各梳 50~100 下即可，用力大小适中，动作缓慢柔和。当头部觉得微热微胀时，说明已经达到预期目的。梳子也没什么特别的，普通的桃木梳或是牛角梳都可以。这样每天坚持梳头 2~5 次，可以达到升发阳气、祛病强身的目的。

2. 攻克嘴唇、舌头上的"火山"

——口腔溃疡的调理方法

现在的人一出门全是餐馆，今天一个饭局，明天一个聚会，辛热油腻全进了嘴。即便在家里也多是过食膏粱厚味，营养过剩，没过多久，嘴里就开始疼痛，得口腔溃疡了。这类口腔溃疡属于湿热蕴结的，可能反复发作，同时还会伴有大便黏滞不爽、舌质红、苔黄腻等。

脾开窍于口，所以口腔溃疡跟人的脾胃关系最为密切。脾胃有升清和降浊的作用，升清就是把你吃进去的食物化作气血，降浊是指把那些没用的排出体外。如果吃多了油腻辛辣食物或是喝了过多的酒，脾胃一时消化不了，既不能完全化成气血，也不能排出体外，就会形成湿热内聚的环境。这种湿热的环境，需要找到一个出路，而口腔溃疡就是它的出路之一。每次出现口腔溃疡就说明体内的湿热找到了出路，但是如果你又吃多了这些膏粱厚味，没几天湿热的环境又形成了，这就是为什么有的人口腔溃疡总是反复发作的原因。

遇到这种情况，一方面要辛开苦降，清利湿热，另一方面等口疮消失，邪气已去时要益气养阴。在清利脾胃湿热方面，我可以给大家介绍一个非常经典的方子，就是 2000 年前张仲景的半夏泻心汤，一共七味药——半夏、黄芩、黄连、甘草、干姜、党参、大枣。

我有一个病人，嘴巴里长了好几块溃疡，此起彼伏。他找到我时一直捂着嘴巴，疼痛异常。他说，自己这个病算起来已经有 11 年了，一开始只是在嘴唇上，后来发展到口腔黏膜和舌头上，平时吃饭喝水一旦碰到都特别疼。而且，每次有口腔溃疡时，他还头疼，非常影响工作和生活。为了治疗口腔溃疡，他曾经用过半年的激素，之后也用中药治疗过，但效果都不理想。我见他除了溃疡处较多之外，在悬雍垂处（即俗称的"小舌"）也有溃疡，眼屎很多，舌体偏胖、苔黄腻。综合四诊，辨证为脾胃湿热、蕴结中焦所致。所以就给他用了仲景泻心法来清利湿热。

病人服药后，悬雍垂处的溃疡就消失了，其他症状也有减轻，于是，我仍旧在原方的基础上加减。两个月后回访得知，这位病人的溃疡未曾复发。这个药方之所以能够治愈病人多年的溃疡，是因为这些药物一方面可以燥湿清热，一方面又可以养阴，调理升降，恢复了脾胃功能，体内没有了湿热的环境，口腔溃疡的问题自然也就不存在了。

◎ 粗茶淡饭最能安抚我们的脾胃

在这里也要再强调一点，如果你已经变成了湿热体质，饮食上就更要多加注意，少吃煎炸、油腻、辛辣之类容易让人上火的食物。到了夏天，烧烤摊很火，很多男人喜欢吃点羊肉串，喝点凉啤酒。咱们暂且不考虑卫生问题，这些容易产生湿热毒的食物吃进去后，身体想要排出它，总会找个出路，它可能是口疮，也可能是湿疹、痤疮，男的可能会阴囊潮湿，女的带下增多等，诸如此类，因为湿热，身体会爆发出很多的问题。

有的人一说话，身边的人就会躲得远远的。为什么啊？口气太大，味太臭。我们知道，一般在高温高湿的天气下，很多的食物会发生霉变，甚至腐烂，产生一股秽浊恶毒之气。如果脾胃湿热，清阳不升，浊阴不降，食物的陈腐之气就会从口中跑出。

我遇到过一个年轻小伙子，本来是来看痤疮的，结果一说话口气喷喷地直冲过来，气味很大。这个小伙子平时一大爱好就是吃烧烤，因为有口气现在连女朋友也交不上。我跟他说，痤疮和口气跟他的饮食习惯有关系，即便这次我给他开了药方，治好了病，如果仍旧天天吃这煎炸烧烤之物，痤疮迟早还会再找回来。这些食物酒酿会给身体造成很大负担，这就像一辆超载运行的车辆，如果你不卸载一些货物，这车的速度就快不起来。

真正健康的饮食，不是添加各种香料调料，采用油煎炸烤勾起人食欲的大鱼大肉，而是性味平淡可以安抚五脏六腑的粗茶淡饭。你会发现，春节时大吃大喝几天虽然饱了口腹之欲，但却时常感到心里不痛快，上个厕所也不爽利，整个人昏昏沉沉，吃到最后胃里总觉得满满的。如果换上青菜萝卜，吃完后倒是神清气爽了。

我已经90多岁了，很多来找我看病的老人都问，路老啊，您身体怎么这么好啊，是不是有什么秘方？长寿其实没有所谓的秘方，我跟很多人都说，一定要多从饮食上注意。很多慢性病其实就是我们生活习性的投影，自己的疮疤自己最清楚，出现了问题就要去反问自己："在过去，我究竟是哪里出了问题，吃得太多？太油腻？不爱运动？还是脾气太急躁？"从而改变自己不好的习惯，防微杜渐。

◎ 凉拌马齿苋——体内湿热者的食疗小方

马齿苋又叫蚂蚁草，它的生命力特别顽强。在农村劳作过的人都知道，马齿苋的根系发达，主干是藤状的，匍匐在大地上，长一段就会出现一节，在每一节处又会长出新的根须。除草时如果没有把马齿苋除干净，它很快就会繁衍成一片。而且，即使在土地非常贫瘠的地方，马齿苋也能顽强地生长。

马齿苋味酸，性寒，入大肠、肝、脾经，有清热祛湿的作用，尤其是可清肠中湿热。在过去，卫生条件比较差，越是穷人家越容易得痢疾，这时候有些懂得民间偏方的人就会在田间山里，采来一大把的马齿苋，给病人熬汤水喝，吃几天身体就好了。

体内有湿热的人，可以在六七月份的时候采来马齿苋当凉菜吃，有祛除湿热毒的作用。

马齿苋对于治疗疮疖红肿也有不错的效果，比如在野外被野蜂蜇了一下就可以把马齿苋捣烂敷上。如果家里有小孩子得了湿疹的，也可以用马齿苋煮汤熏洗。

凉拌马齿苋

【**材料**】鲜嫩马齿苋 500 克，盐、醋、糖适量。

【**做法**】将马齿苋去掉老茎和根部，洗净后放入开水中焯熟，之后捞出过凉水，挤掉多余水分后放入 1 勺盐、1 勺糖、几勺醋拌匀即可。

【**用法**】佐餐食用。

【**功效**】清热祛湿。

有的人拌凉菜时喜欢加点蒜蓉，对于体内有湿热的人，在饮食上最好少吃生姜、辣椒、花椒、蒜之类的辛温主热之品。另外，马齿苋性寒凉滑利，一开始不要一次吃太多。脾胃虚寒、怕冷、着凉后容易胃疼腹泻的人不宜食用。因其可能会滑胎，所以孕妇也不要食用。因其与鳖甲相克，正在吃中药的朋友也要注意下。

3. 大多数皮肤病其实是身体在排湿

—— 湿疹、痤疮、足癣的调理方法

很多皮肤上的问题，其实归根结底都是湿热引起的，最常见的就是湿疹、痤疮和足癣。

辩证唯物主义认为：内因决定外因。皮肤病只是一个外在表现，起决定因素的是身体内部的大环境。这就好比一个水果从外表看可能只是有个小坑洞，但一旦切开了才发现里面的果肉几乎全都坏了，外面的坑洞就是由内而外排毒的一种方式。从我接触到的皮肤病患者来看，大多数属于内湿过重，更准确地说是体内湿热过重。湿热过重，身体自然要把这些多余的邪气清出体外，表现在皮肤上可能是湿疹，也可能是痤疮、带状疱疹、足癣等。

如果把我们的身体看作一个大房子，那皮肤上的毛孔、汗腺（中医讲肌肤腠理）就好比是房间里散风、除湿的小窗户。当外面寒冷时，窗户就会关闭；当天气炎热时，窗户又会打开，通过排汗的方式散发体内的热量。就这样，小窗户每天通过开合将体内多余的物质排出去。不过，再宽敞的马路如果车多了也会造成堵车。我们人体也是如此，如果我们体内聚湿蕴热，超过了身体的代谢能力，那这些小窗户就可能会拥堵，湿热的邪气排不出去，积在皮肤、腠理之间。如果此时再有一阵凉风吹来，皮肤遇冷，窗户关闭，湿热之邪就更没有发散的途径了。

◎ 湿疹急性发作，可用芦荟止痒

俗话说："疼不死人，痒死人"，疼的时候还可以吃点止疼药，但痒起来人除了使劲抓挠外简直束手无策。把"痒"体现得最淋漓尽致的非湿疹莫属，有的人就诊时，腿上被挠得血淋淋的。有的患者甚至对我说，如果能把湿疹治好，我情愿少活十年。面对这样痛苦的患者，除了给药治疗外，我也会鼓励他们，只要坚定信念，从现在开始调理生活和饮食习惯，一切都会好起来的。

为什么会患上湿疹？这是很多湿疹患者经常会问的一个问题。除了一些遗传因子外，湿疹的出现跟人的生活习惯有很大关系。临床上很多湿疹患者嗜好烟酒、辛辣食物，或是爱吃鱼虾等海鲜，无所顾忌，损伤了脾胃；他们在情绪上多有急躁的特点，肝火通常比较旺。最关键的一点是，很多人即使知道造成湿疹的原因，但依然我行我素。

比如，我常会提醒男性患者，不要喝酒、抽烟，否则体内湿热的大环境还在，即便这次治好了，一遇到外部的风湿热邪，湿疹还会复发。结果有个患者说："没事儿，不喝酒我的生活就太没质量了。"像这样生活中"不拘小节"的患者有很多。所以说，湿疹这种病，只要你有乐观的情绪，在配合医生治疗的前提下，改变自己不好的生活习惯后，是可以慢慢好起来的。但是如果不去改变，身体的内生态依然是一个"准湿疹患者"。

湿疹很怕刺激，所以，在发病期间，即便再痒，也不要过度抓挠。湿疹患者可以在家里种上一盆芦荟，在急性湿疹发作时可以用芦荟叶子擦拭患处，能起到止痒的作用。如果有渗出液就不要用这种办法了。其实，早在唐代就有使用芦荟治疗湿疹的记载。现代药理学研究表明，芦荟所含的芦荟酊和一些多糖类成分可以起到很好的杀菌、消炎作用，因此，在皮肤科有广泛的应用，特别是在皮肤瘙痒、过敏性皮炎、带状疱疹等皮肤疾病中有较好的辅助疗效。

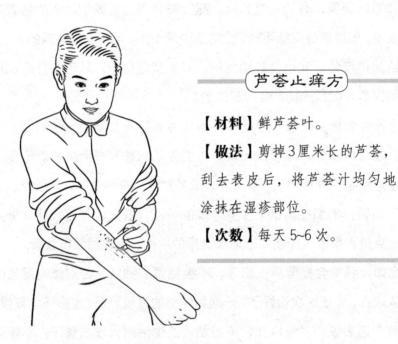

芦荟止痒方

【材料】鲜芦荟叶。

【做法】剪掉3厘米长的芦荟，刮去表皮后，将芦荟汁均匀地涂抹在湿疹部位。

【次数】每天 5~6 次。

★一次用不完的芦荟可以放在冰箱冷藏。

芦荟品种较多，像库拉索芦荟、好望角芦荟、中国芦荟（元江芦荟）都可以选用。对于体质较弱，容易过敏的患者，使用之前，可以先做过敏试验。方法：将芦荟汁涂在手腕内侧，观察 30 分钟，若无红晕和红点等反应，则可使用。夏天时的晒伤、蚊虫叮咬也可以用芦荟汁外涂的方法。

在发病期，湿疹患者要注意保持情绪的稳定，不要急躁气恼，保持一个平和的心态对恢复健康有很大作用。患者也不能用热水烫洗或者肥皂等有刺激性的物品洗涤，保持患处的干燥，并避免接触化学洗涤用品。有些患者饮食起居调养好了，休息好了，心情放松了，不太在意它了，湿疹也可能会自愈。

◎ 内因决定外貌——让"痘痘"失去生存空间

我经常遇到一些年轻学生因面部严重痤疮来看病，还包括外国留学生。也有一些 30 多岁的人，甚至 40 岁以上的人来看痤疮。常听他们无奈地问我："大夫，为什么我早就过了青春期，脸上还长青春痘呢？"

回答这个问题前，我建议大家先来了解下痤疮是如何形成的。

一些中医早期著作认为，痤疮属于火热，是因为内热不得发散，郁久化毒而成。随着时代的变迁，饮食结构的改变，痤疮的发病机制也有所改变。有的人饮食不节制，饥饱无常，或者嗜好烟酒、浓茶、冷饮而损伤了脾胃，致使内湿停滞，郁而发热；有的人嗜好高能量、高热量的食物或辛辣油腻的食物，滋补太过，造成湿热内生；有的人出汗后没能及时擦干就用了冷水或是遇到冷风，致使水湿积在皮下，久而化热。体内湿热聚集了，外透时会阻塞到毛囊和皮脂腺，产生痤疮。

由此可以得知，痤疮的出现跟人的生活习惯和日常饮食脱不了关系。我常同跟诊的医师强调，中医治的不是人的病，而是生病的人，要求他们在诊病中将患者看作一个整体，而不能只盯着症状。这句话其实同样适用于我们患者，任何一种病症只是我们生活中反应的一个点，我们要通过这个疾病的出现反思我们的居住环境、生活习惯、工作状态、饮食状况等信息，从而改变疾病产生的根本原因。千万不要以为用香皂洗脸、涂抹点祛痘护肤品就能让"痘痘"消下去，这些痘子的根源在体内，如果你仍旧偏爱吃辣、吃肉，越吃脸上的"痘痘"就会越多。

我接诊过一个患有严重痤疮的女士，来诊时我看她面色晦暗，一片片醒目的红色丘疹爬满了她的两颊和口唇处，用手可以挤出碎米样白色分泌物。她自述从 22 岁时就因为脸上的痘痘备受折磨，十年间看了很多医生，也用了很多药，却总是没什么效果。随后，通过问诊得知，她经期比较正常，只是量少色暗，一般三天就干净了，而且例假前后痤疮也会变得更严重。平时，她食欲不好，容易腹胀，而且小便黄，大便不成形。我让她伸出舌头，发现她舌尖边红，舌苔白厚滑腻。

其实，这位女士的肠胃问题和痤疮属于同一病机，即湿热内蕴。

湿热蕴脾是怎么造成的呢？这位女士平时贪凉冷饮，饮食上口味较重，喜吃辣味。从内因上来说，先是寒凉之物伤了脾阳，致使脾的运化能力不足。水湿代谢不好郁积体内，吃了辛辣肥腻的食品之后，有了燃料，热量就转变成湿热了。从外因上来讲，自然界中的湿热，如暑湿等外邪，与体内的湿热同气相求，加重了她的这些症状。

我给这位女士开了 6 剂清热利湿、和胃降逆的药物，叮嘱她三餐要按时，饮食要清淡，避免辛辣刺激、油腻、过冷过热的食物，早睡早起，保持心情愉快。

复诊的时候，她很高兴。脸上痤疮的脓头消失，瘙痒也减轻了，而且大便已经成形。根据她的现有症状，我修改了方子。三诊时，她的痤疮已经消失，皮肤变得洁净光润。

预防痤疮，大家要从日常生活的点滴开始。

心情舒畅，情绪乐观

有的人说："我头天刚憋了一肚子气，结果第二天脸上就开始冒痘痘，真是火上浇油！"其实痘痘都是顺着他的"气"长出来的。人生在世，免不了遇到那些让人生气、烦恼之事，我们要学会平和的心态，平时可多听听音乐或去做运动来排解压力，保持良好的情绪。

注意面部的清洁

平时禁止用手挤压患处，尤其是面部三角区，以免炎症扩散，使皮肤变成大坑连小坑。可经常用温水、硼酸肥皂清洗患处，去除过多油腻，避免使用含有凡士林等油脂性的化妆品。

饮食要"四少一多"

即少吃辛辣、油腻、"发物"和甜食，多吃蔬菜水果，保持大便通畅。海带中含有较高的锌元素，多吃有利于皮脂腺分泌物的排出，对预防治疗痤疮有帮助。

发生痤疮后可用面膜

给大家推荐两款面膜：生石膏粉加黄连粉，混匀加水，涂面部；珍珠粉加水外涂做成面膜。每次 30 分钟，有助于减轻痤疮。同时配合中医按摩、药物进行理疗，可以起到活血化瘀、调整气血、改善皮肤血液循环的作用。

◎ 蛇床子剂洗脚，祛湿热，治足癣

那天门诊时，有个女患者一瘸一拐地走了进来。

"大夫，我这足癣犯了，特别痒，您帮我看看吧。"

我让她脱了鞋袜，只见在她两只脚的二、三与三、四趾间有很多渗出液，还有一些没有破溃的白色小水疱。

这种长在趾缝间的水疱为足癣中的糜烂型，初起时为白色小水疱，四周微红，奇痒难耐。之后表皮溃疡后会有渗出液流出，会有疼痛感，等水液消失后又会暴起白皮。还有一种足癣为水疱型，好发于足缘部，初起时为壁厚饱满的小水疱，数日后水疱内浆液被吸收，就会白皮迭起，也会很痒。

"大夫，我这足癣之前在药店抹过药，每次都是抹了后管段时间，可不久就又犯了。反反复复已经五六年了。"

我告诉她，她抹的药可能只是对脚部的真菌有作用，但是如果体内有适合真菌生存的土壤，即便杀死了这一波，它们迟早还会卷土重来。中国人常常用"头痛医头，脚痛医脚"来形容蹩脚的大夫。像这位女士，虽然是来看足癣的，但这病却与人体五脏六腑、经络及各器官有着密切联系，所以一定要综合调理身体，皮肤病也不能忽视内治法。

问诊时，这位女士说她平时饭后胃脘部有不适感，容易腹胀，肚里还常有肠鸣声，大便不成形，小便量少。她的经期容易延后，而且量少色暗，经期前还容易腰背酸楚。

综合分析，她的足癣和脾胃的不适是由于脾虚失运，湿邪内盛造成的，所以我给她开了7剂健脾和胃，燥湿利水的方子，用到了炒苍术、姜半夏、佛手、炒枳实、腹皮子、茯苓、蛇床子、苦参等药。二诊时，患者说她服药后，小便明显增多了。我告诉她，这其实是身体在通过尿液排出体内多余的水分，等湿邪少了，脚气也就轻了。当时她趾缝间的渗出已经痊愈，瘙痒的感觉大减，大便虽然已经成形，但还是偏软。我根据她的症状稍微修改了药方，去掉苦参，加了益智仁和芡实，仍然是7剂药。又过了9天，患者过来复诊，脚趾间的瘙痒、疼痛感已经消失，原来破溃的地方白皮暴脱，下面能看到新生的皮肤。

得了足癣以后，脚会非常的痒，严重的还会糜烂、流水。中医上称其为"脚湿气"，并且根据患病时出现的气味形象地称之为"臭田螺"。从名称上我们也能看出，本病同"湿"有很大关系，或是脾胃湿热下注所成，或是因为久居湿地湿毒内侵，或是脚部汗多长期受潮湿浸渍。很多北方人习惯了清爽干燥的环境，到了南方后很难适应潮湿闷热的天气，就会长足癣或是湿疹。湿性的特点是往下走的，湿邪散不出去就容易长足癣。不过，你若是天天光着脚，让脚跟空气多接触，就不容易得足癣的。道理很简单，中医治则上有"行气流湿"一说，通风好，气行则湿散。

如果足癣不是很严重，可以不用服汤剂，每晚洗脚后，撒上痱子粉，坚持下去也能痊愈。

稍微严重些的足癣患者可以选用一些祛湿的中药，煎汤后外用洗脚，有辅助治疗足癣的作用。

蛇床子这味中药味苦性温，能燥湿祛风，对体内湿重引起的足癣有不错的效果。它为什么叫蛇床子呢？因为这种药最初是从毒蛇身下采来的。大家都知道，蛇是种变温动物，对于环境的温度变化非常敏感，它睡觉的时候喜欢选择温暖的地方，总是在一种草上趴着睡。这种草后来就被称为"蛇床"，它的种子就被叫作"蛇床子"。蛇床生长的地方阴湿低矮，可它却芬芳燥烈，不受阴湿之气，所以作用到人身上能够治疗湿气重引起的皮肤湿疹、癣疥疮毒和男子的阴囊湿痒、女子带下阴痒等疾病。

因为蛇床子本身味苦，不好吃，所以只能作为药物，平时可以与其他中药一起煎汤服用，或者外用。足癣患者使用时，可以单独煎煮蛇床子，也可以加上其他中药。

蛇床子剂

【材料】蛇床子、苍耳子、百部、枯矾、地肤子各20克。

【做法】将这些药包起来后，加清水1000毫升，煎沸15分钟。

【用法】将药液倒入盆内，待温时将患足浸泡在药液中30分钟。每日1剂，日浸泡2次，7日为1个疗程。

【功效】清热燥湿，祛风止痒。适用于足癣水疱多或糜烂者。

★注意水温不要太高，以免加重病情。

4.排出脾湿

——调理腹泻的最强法

　　庄子说，道在屎溺中。看似不登大雅之堂的小事，却关乎我们的身体健康。中医问诊一定会问到二便，经典的香蕉状的大便可以证明身体的健康，湿漉漉的水样粪便或是干巴巴的羊屎样则说明身体或湿或燥。

　　有个女性病人，就诊时 52 岁，已经反反复复拉肚子 3 年。平时食欲不太好，也不敢在外面吃饭，因为每逢家庭聚会、同事聚餐时，回家后她多半就会拉肚子。就算在家吃饭，也不能太油腻，否则也会拉肚子。拉肚子的时候还伴随着腹痛、肠鸣、肚子不舒服。一个人食欲不好，吃得少了，那身体自然就容易疲劳、失眠。

　　这个病人表现出的就是一个

知识链接

湿在胃

　　主要反应在胃脘部，症状如泛酸、打嗝、胃胀、胃疼。

湿在脾

　　主要反应在大腹部，症状如便溏、便秘、腹胀、肠鸣、腹痛。

典型的脾湿的症状。湿在脾和湿在胃的外在表现是不一样的。腹泻、便秘等大腹部出现的症状，一般是湿邪在脾引起的。泛酸、打嗝等胃脘部出现的症状，则是湿邪在胃引起的。

对于湿邪在脾引起的腹泻，治疗时要健脾补气、渗湿止泻，中医古方里就有一种专门针对这种情况的方药——参苓白术散。当时我就根据病人的情况，加减参苓白术散来治疗。对于咱们普通人而言，若脾有湿邪，可在药店里买参苓白术丸，服用时按照我们前面讲的方法，用红枣水送服。

◎ 茯苓 + 白术，健脾止泻

茯苓和白术都是参苓白术散里的中药，它们的药性都比较平和，一个健脾，一个祛湿，二者煮水或泡茶喝也有健脾止泻的作用。试想，腹泻是因为大肠里水决决造成的，此时若我们能通过膀胱来分流水湿，小便多了，大便自然就会慢慢变干。

茯苓白术茶

【材料】茯苓 10 克，炒白术 10 克。

【做法】将二者清洗干净后，一起煮水。

【用法】代茶饮。

【功效】健脾祛湿，止泻。

咱们先来看茯苓，茯苓属于淡渗利湿类药，就是在你身体里开一条水道，把水湿排出去。除了茯苓外，像薏苡仁、玉米须、通草等都是善于淡渗利湿的药物。

白术能甘温补中，把中焦脾胃的阳气提升起来，这样水谷精微就能得到健运温化。生白术和炒白术的效用不同，生白术甘而柔润，健脾益气，升清降浊，且无伤阴之弊，为通便之良药，因此在通便时多用生品。炒制后的白术温燥之性增加，健脾化湿之力增强，常用于脾虚湿盛或者脾虚泄泻。苍术燥湿的能力更强，所以对于湿困脾土者，有时我也会建议他们用苍术 15 克和生薏苡仁 30 克，泡水煮粥。

茯苓白术茶适合因为脾湿引起的腹泻、大便不成形，如果是夏天吹空调引起的腹泻，伴随着轻微的怕冷、低热、恶心呕吐，可用藿香正气水，既可化在里之湿浊，又可解在表之暑湿。

另外，大家要注意，急性腹泻时不要急着吃止泻药，过早止泻会留邪，不利于身体康复。之前就有一个病人，在外面吃饭，回家后就开始腹泻，他去药店买了几种止泻药，吃了一下子止住了。但是，虽然不拉肚子了，身体却出现了其他问题。因为腹泻时，肠子的蠕动是非常快的，过早吃止泻药就相当于突然人为地让它停止，这就跟我们开着开着车突然急刹车一样，容易出现问题。这个病人后来就出现了严重的胃胀，胀到坐着时只能坐得特别直，稍微弯一下就会难受得要命。所以，大家要记着在出现腹泻的时候，止泻药不可过急吃。

◎ 益脾饼——帮助孩子健壮脾胃

小儿腹泻有其自身的特点，那就是脾胃虚弱。现在很多小朋友吃得都特别好，家长们生怕孩子在生长过程中缺了什么营养，于是一门心思想让孩子多吃点。殊不知，小朋友"大抵脾常不足"，消化功能还没有完全发育好，吃得太多、吃得太好没有办法消化，多余的食物就变成了痰湿、垃圾，反而成为负担。民间有句谚语"若要小儿安，三分饥和寒"，说的就是这个道理。

1982 年 8 月，我接诊过一个夏姓女婴，才 11 个月，已经拉肚子40 多天。

开始的时候，孩子只是拉稀便，每天十几次，也没有其他的呕吐或者发热症状。孩子的父母就抱着她到某儿童医院诊治。医生一接诊，首先就是检验大便，看到有金黄色葡萄球菌生长，就诊断为"中毒性肠炎"。才 11 个月的孩子，又是吃药又是打针的，结果病情却越来越重。

我见到这孩子时，她眼眶凹陷，形体消瘦，神疲嗜睡，指纹青紫，已经属于气阴两伤之危重症候。当时病急，所以数法合用，用了五味异功散，又加生山药、乌梅、白芍、炙甘草、诃子肉、神曲、车前草等药，一起达到益气阴，健脾胃，渗湿固涩，标本兼治的效果。水煎后，让孩子分 6 次温服。

喝了 3 剂药后，这孩子的胃口好转，拉肚子也止住了。我用玩具逗弄她时，她已经能够面带笑容，眼睛注视玩具。此时孩子的脾脏的运化功能开始好转，吃下去的食物，能够消化吸收分解成"清"和"浊"，为了巩固疗效，我让她的父母继续用参苓白术散五包给孩子服用，每天 1 包分 3 次调服。

孩子如果常拉肚子，原因很多，不仅仅只在肠道。不能单纯在肠道发炎上纠缠，有一个源自中医的成语"治标不治本"，说的就是这种情况。"标"指的是症状，"本"指的是病因，比如一棵树，如果树叶枯黄，其病根往往不在枝叶上，而在树根和树干上。如果只是剪树枝，是治不好的。

女婴儿患的病也是同样的道理，大便中有细菌或者肠道发炎，其根本在于湿邪与脾虚。俗话说：兵来将挡水来土掩，而脾虚就像水土保持不好，湿盛就犹如暴雨成洪。小孩子经常拉肚子，湿滞是因，脾虚为本，治疗起来，也要从根本入手。

对于脾虚的孩子，平时父母可以给做点益脾饼，帮助健脾胃，脾胃健壮了，腹泻一类消化疾病出现的次数就少了。

益脾饼

【**材料**】茯苓30克，白术15克，干姜2克，红枣30克，鸡内金10克，炒山楂10克，面粉250克。

【**做法**】将除了面粉外的其他食材一起打成细末；将面粉发酵后放入药粉和匀，再加适量的油盐烙饼，饼八成熟时取出，切成棋子大小的方块，再放入锅中慢慢烘干即可。

【**功效**】健脾益气，开胃消食。

当然，为了养好孩子的脾胃，各位父母在饮食上也要多加注意。像我们刚才讲的，不要强迫孩子多吃，也不要贸然地给孩子服用补品，杜绝高油、高糖、高蛋白类食物，一切以孩子脾胃的承受能力为主。否则孩子肠胃里的东西太多，消化不掉了，肠胃就要不停地工作，需要大量气血。这时候如果着凉了、受风了，孩子就容易生病。很多小孩看起来病怏怏的，脸色苍白，这都是从小错误的饮食习惯种下的苦果。

5. 湿除"便"来

——清除便秘的不二法门

便秘是比较常见的一种疾病。看似常见,但这病也很有迷惑性。很多人觉得便秘是上火引起的,所以吃点去火药、喝点通便茶。这对于大便干结难解的便秘,可能有点功效,但如果是湿邪引起的便秘,这样做无意是雪上加霜。

湿邪引起的便秘有这样一种特点:大便偏软,而且多黏秽。所谓的黏,是说大便细而软,排之不爽,总觉得没排干净,而且粘便池、不容易冲走;所谓的秽,是说大便的气味大。还有人排便后,肛门有灼热感,这也是大肠湿热的特点。像这种大便黏腻,像胶水一样,虽然稀,但是也很难排出的便秘,中医叫作"湿秘"。

湿秘是怎么造成的呢?首先这类人往往嗜好咖啡、奶酪、葱、姜等辛辣厚味和刺激、甘甜油腻的食品,致使身材偏胖,平时会感觉口黏、口干,但是又不想喝水,有时候肚子闷胀,口臭气味大,容易起口疮。再有一个很大的原因就是饮水不注意,例如每天喝过量的浓茶,或者经常喝酒等。

我们治疗过一个王姓妇女，初诊的时候对这位病人的诊断不够准确。她自述患便秘已经 5 年，长期服用双醋酚酊，开始 1~2 片有效，后增至 24 片亦难通便。平时她脘闷腹胀，稍喝点水就会全身肿胀，所以不敢饮水，以至于小便少，大便秘结。某医院诊为功能性巨结肠症，要做手术，家属不同意，于是来到我处就诊。根据她的自述，我诊断为气血虚便秘，以益气培中、养血润肠为治疗大法。虽然改善了其他的一些症状，但是便秘的主症却没有得到改善。

复诊时，我想到她母亲在介绍病情时曾说，她在医院灌肠后先解出水样便，很少有干结的粪块，而且腹部常常伴有肠鸣和水声。加上她服药后的症状，综合确诊她为湿秘。最后用宣清导浊汤加减治疗半月后，5 年的沉疴霍然而愈，避免了手术的痛苦。

所以说，对于便秘，一定要找到病源，才能标本兼治。现在很多人在便秘后服用通便药，而通便药多数都有泄下作用，大都含有大黄的成分，经常用这类药刺激大肠的话，大肠的反应力就会下降。慢慢地，肠子的蠕动就慢了，更容易便秘。治疗这类便秘更需要耐心，不能急于求成。

◎ 治好慈禧便秘的"莱菔子"

患有湿秘的病人，一方面要去湿，一方面要通便。不能急下，要一点一点缓缓地通便，像剥洋葱头一样，一层一层慢慢剥，才能将大肠中的黏腻秽浊之物清理干净。对于湿重的便秘，我有一个小方：莱菔散。莱菔散是由炒莱菔子研面而成，说莱菔子您可能不太清楚，这是中药名，其实就是萝卜籽。

莱菔子要怎么用呢？

莱菔散

【材料】莱菔子10克。

【做法】将莱菔子去除杂质，洗净后晾干；之后放入锅中用文火翻炒，炒至鼓起，有爆裂声，外表色泽加深，闻有香气，取出晾凉；最后研面即可。

【用法】每次1.5克，每天2次，用水冲服。

【适应证】大便秘结，腹满胀痛。

关于莱菔子治便秘，还有这样一则故事。

清朝的慈禧太后某年做寿时大摆筵席，她一高兴，吃多了。当时是夏天，她出现了胃胀、大便不通畅等症状，精力也日渐衰弱。御医一看老佛爷病了，肯定是操劳过度累的。于是就用人参汤进补，补了以后发现慈禧太后更加胀满，而且爱发脾气，发完脾气还流鼻血。这下大家都吓坏了，只能张榜求贤，承诺谁要是能治好太后的病，必有重赏。

这时候，苏州有个叫曹沧洲的医生，天天在皇榜这儿看，连看三天后自己琢磨，慈禧估计没什么大病，可能就是过寿吃多了。于是，他就揭榜上京了。在对太后进行仔细诊脉后，他从药箱里取出3钱（约9克）萝卜籽，炒了后研面，加了点白面做成小丸子。之后，用锦布包着，装进一个精致的盒子里，命名"小罗汉丸"。慈禧当天吃了第一丸，鼻血不留了；第二丸，肚子通气了；第三丸，不烦躁了。慈禧很高兴，赐了他一个红顶子（红顶子是清代官衔的标志）。"三钱萝卜籽，换个红顶子"还成了当时流行的歌诀。

慈禧太后病情的好转，说明了用药不在贵贱，只要药症合拍，小小萝卜籽也能起到四两拨千斤的作用。

◎ 三个特效食疗方，解决便秘老问题

老年人的便秘多是因为年老体弱，体内阴阳气血失衡和亏损造成的，所以多是虚症。如果常常感觉有便意，但是在厕所里努力了半天也排不出，即便排出，量少且质软，这种便秘就是虚症引起的。对于老年人便秘，最好还是未病先防，防重于治，要坚持力所能及的体育锻炼（如太极拳、气功等），平时保持心情愉悦，不要动怒，还要注意饮食有节，饭后进食适量水果，养成按时如厕的习惯。

老年便秘者不要贸然服用一些泻药。我曾经治疗过一位老者，他因吃了三小片炸馒头片而引起便秘，自以为是积食了，便服用果导片，见没有效果就改服枳实导滞类的泻药，结果导致严重腹泻，甚至起不来床。对此，大家一定要引以为戒。

对于已经患有便秘的老年人，可以采用下面的方法防治。

麻仁苏子粥

火麻仁 12 克，炒苏子 12 克，水浸后取出研成细末，合粳米煮粥服用。

麻仁苏子粥有润肠通便，下气宽肠的作用。很多老年人肠燥津枯，大便干结，这就像河道里没有水了，你再怎么用力，船也难动。这时候若能增加点河道的水液，那船只也就自然能动了。

芝麻蜂蜜饮

黑芝麻 15 克，蜂蜜适量。将黑芝麻捣碎，以蜂蜜调和后冲服。

芝麻蜂蜜饮既能滋阴补肾，又能润肠通便。早晨起床后，可以空腹喝一杯黑芝麻蜂蜜茶，大部分人一开始都会明显感觉到排气增加，便秘者可能两天一次大便，坚持服用后，排便情况就会趋于正常。

草决明茶

草决明 15 克打碎，开水冲泡当茶饮。

草决明其实就是我们平常说的决明子，它既能清肝降火，又能益肾明目。这一茶饮常用于肝阳偏亢之高血压以及习惯性便秘，因为草决明含油脂，可以润肠通便。

制作草决明茶的时候，先把草决明捣碎，然后直接用开水冲泡就可以当茶饮。如果嫌麻烦，也可以把草决明用文火炒后，直接加开水冲泡。不喜欢草决明味道的，还可以放点儿冰糖调味。

6. 给肺一个干净舒服的环境

——痰多、咳嗽的调理方法

有人说，他最近痰很多，是不是跟肺有关？中医上常说：肺为储痰之器。假如把人体看作一个自然界的话，肺就像自然界里的天空一样，调节了天上的云雾雨露这种水湿代谢的过程。痰跟肺有关，但痰的问题又不仅仅是肺的问题。因为中医的痰不仅包括看得见的痰，比如，口腔中黏腻不爽的感觉，吐出来的一团团的黏稠物等，还包括无形之痰，如由痰引起的头目眩晕、心悸气短、神昏或癫狂等症状。

有了痰，怎么办呢？我先来跟大家分享一个案例。

这个病人本身就有风湿病，平时总是关节疼痛，手指都变形了。来诊时，病人说自己咳嗽得厉害，尤其是早晨，痰很黏稠，有时候是黄色的，有时候是黑色。因为痰多，他呼吸不畅，吃饭都没办法吃完，吃几口就得歇一会儿。这种痰属于热痰，我平时常用一些瓜蒌、天竺黄之类的药物，治疗效果一般不错。但这次用了后，病人恢复得不理想。当时看诊的医生跟我讨论这个病时，我告诉他："你看这个病人呼吸困难，说明病灶部位比较深，气道深所以氧气很难进去。像这种憋气这么厉害的，最好用三子养亲汤。"

当时，这个病人大便不好。中医有句话叫，肺与大肠相表里，肺除了呼吸作用，还有往下降气的作用。大肠得气后才能正常运转，清除糟粕；反之，如果肺部有疾病，肺气不宣，就会影响到大便的排泄。后来，我们就新拟了药方，用了三子养亲汤及调理大便的药物，病人服药后咳喘和排便的情况改善了很多。

有的人大便干、嗓子疼，这时候可以用10克的牛蒡子泡茶喝。

◎ 三子养亲汤——专为老人而做的祛痰饮

人年纪大了，身体各项机能都有所退化，很多人容易消化不好、平素痰多或气喘。三子养亲汤就是专门为了解决老年人这种问题的方子。从药方名字上我们也可以看到，三子养亲充满了温情的意味。

三子养亲汤是明代韩懋所创。他在诊病中发现，很多老年人因年事已高，容易咳嗽、痰多、气喘。所以，他就仔细琢磨出了一个能广为使用的方子，这就是"三子养亲汤"。这个药方由白芥子、苏子、莱菔子组成，就像三个孝顺的儿子，端着热腾腾的汤侍奉在父母跟前一样。

子类的中药都是实心的，所以质地比较结实。这和其他的花草叶类中药有区别，花草叶质轻，可以上行治疗上焦之病，而子类的中药它的走势是向下行的，如果痰堵在胸口了，要把它降下来，就可以用点子类中药。

三子养亲汤

【材料】 白芥子、苏子、莱菔子等量。

【做法】 将它们洗净后，微炒，之后用纱布包裹起来，煎汤频服。

【用法】 每次服用时，可以煎汤，也可以炒后打粉用开水冲服。

【功效】 温肺化痰，降气消食。

★这三种药可以等量而用，也可以根据自己的症状突出某一中药的用量。

说到苏子，可能很多人并不清楚，其实它是紫苏的种子。吃过韩国烧烤的人对紫苏应该并不陌生，很多韩国烧烤店会配有紫苏叶，吃烤肉时外面卷上一片，可以解腻，味道又比较馨香。紫苏叶有解表散寒的作用，可以用于风寒感冒的治疗。而苏子有降气化痰的作用，可以将肺中的痰浊降下来。《本草汇》记载："苏子，散气甚捷，最能清利上下诸气，定喘痰有功，并能通二便，除风寒湿痹。"

白芥子跟芥末有一样的性质，都比较辛辣。白芥子归肺经，有温肺豁痰利气、散结通络的功效。它可以将胸中的痰湿化开，宽胸快膈，令胸膈得到畅快。它还能去除人体的皮里膜外之痰，即我们皮肤里、胸腔外的痰。比如说，中风以后，痰浊阻滞了人体的经络，在驱逐这种痰的时候，就用白芥子多一些。

莱菔子就是萝卜籽，我们平时如果吃多了，有的老人可能就会说"吃点大萝卜消消食、顺顺气"。莱菔子也有顺气消滞的作用，可以化解肠中的积滞。

苏子、白芥子、莱菔子三者均有化痰、理气、定喘的作用，综合起来，三子养亲汤对于那些消化不好又有痰的人而言，比较有效。

◎ 黄痰为热，白痰为寒——二子二仁汤理气化痰

中医辨证是一个复杂的过程，讲究望闻问切四诊，不过对于一般的咳痰我们可以通过痰液的情况，作出基本的寒热判断。一般而言，热痰颜色发黄，比较黏稠，舌苔偏黄腻，多发于气管炎、急性肺炎等急性病症；寒痰颜色发白，呈水状、泡沫状，舌苔偏白腻，多发于慢性疾病且身体阳虚怕冷之人。热痰要清化，寒痰要温化。

在这里为大家介绍一种药性平和的祛痰方：二子二仁汤。

二子二仁汤

【材料】苏子、莱菔子各 1 份，薏苡仁、冬瓜仁各 3 份。

【做法】将所有材料洗净后，一起熬煮。

【用法】每天煮服，代茶慢饮。

【功效】理气化痰。

随着年龄的增加，很多中老年人的脏腑功能下降，气血虚衰，抵御外邪的能力下降，当遇到气温下降的秋冬季节时，容易犯病咳嗽，比如我们俗话说的"老慢支""老支气管炎"等。如果天气变冷了，中老年人未能及时防寒保暖，咳嗽就会加重，而到了夏天，天暖和了，

病也会好转。这种痰一般为寒痰，可在二子二仁汤的基础上加6克干姜。有的病人问，干姜是不是就是晒干了的生姜？不是这样的，干姜和平时咱们吃的生姜采摘季节不一样，生姜一般在夏天和初秋采摘，而干姜则在深秋甚至是冬天采摘。干姜也叫作姜母，有温阳化饮的功效，上可温心肺，下能温脾胃。如果患者大便不成形，除了干姜，还可加10克芡实，这样可以补益脾肾，化解浊湿。

◎ 爱咳嗽、不消化，喝点陈皮薏仁饮

说到咳嗽，很多人就会想到熬点梨汤或者做个川贝雪梨。没错，梨确实有止咳的作用，只是它针对的是燥咳。比如，到了秋天，天气变得干燥，咽喉如果失去津液的滋润就变得沙哑，这时候的咳嗽非常清脆，基本上属于干咳少痰或是痰中带血的状态，舌苔比较少。像这种情况就可以用川贝雪梨滋润一下，把5克左右的川贝粉加到雪梨里隔水炖，家里没有川贝的也可以用香油代替，这样肺部得到滋润，咳嗽的症状就会得到改善。

不过，有一种咳嗽用了反而不好，那就是湿痰咳嗽。为什么呢？因为不管是川贝还是雪梨都是偏凉性的，湿为阴邪，用了寒凉药就会雪上加霜。中医讲，湿非温不化，这时适宜用点温药。很多老年朋友胃肠功能下降，吃了东西不容易消化，嘴里发黏，常有痰，舌苔也偏腻，这种情况就可以用陈皮薏仁饮调理一下。

陈皮薏仁饮

【材料】陈皮（最好用新会皮）10克，薏苡仁30克。

【做法】将两味药放入砂锅中，加水适量，煎沸20分钟，滤渣取汁。

【用法】代茶饮。

【功效】和胃祛痰。

新会皮是广东新会县产的橘子的外皮，这种橘子虽然吃起来很酸，不好吃，但橘皮却特别好。新鲜的橘皮，性质燥烈，一掰开橘子，辛香的味道就四散走窜。但如果放一段时间，辛辣味就比较缓和，温而不燥，行而不峻。所以，橘皮只要不发霉，越陈药力越佳，可以行气顺气而不耗气。陈皮薏仁饮里主要用到了陈皮的开胃去痰、理气燥湿的作用。

其实，不光是橘皮，整个橘子都可以入药。

橘叶：从药物归经上来看，它归肝胃经，可以疏肝解郁，行气散结。当体内因为气机郁滞出现了结节时就可以用橘叶来理气消郁、散结，我在治疗甲状腺结节的时候，喜用橘叶，因为这种结节或是肿块跟气机郁滞有关。

橘络：橘子有个特点，就是越往里越偏向于走肝经和肾经，越向外越偏向于走肺经和脾经。橘络在橘皮里面，正好处于半表半里的位置，归肝脾经，另外也有通经络的作用。橘络理气的作用不那么强，偏温和。中医上讲，理气药物以辛燥者居多，化湿的时候容易损伤人体的正常津液，但是橘络这方面的弊端就少多了。

橘核：橘核归肝经和肾经，有理气散结、止痛的作用，常用在男性寒疝引起的腹痛，也可以治疗肾虚腰痛。它还有消除肿块的作用，如果身上长了包，可以把橘核捣烂后，拿醋调和一下敷到患处。

了解到橘子皮、络、叶、核的药用价值后，大家也不可盲目自行乱用，建议在中医师的指导下辨证选用。

知识链接

　　痰也是湿的一种，黏稠了的湿就是痰，清稀的叫作饮或者湿。《黄帝内经》全篇都没有"痰"这个字，那时候用"饮"字来表达，比如"水饮""积饮"等。到了汉代，张仲景在《金匮要略》中明确提出了"痰饮"的概念，这个"痰"即"淡"，同澹，指水波动荡的一种样子。为了形象地形容人体的病理形状，所以加了病字头，称为痰。

7. 人人都能睡个好觉

—— 失眠的调理方法

失眠是我们最常见的睡眠障碍。正常的睡眠是多长时间呢？一般而言，6~8 个小时比较合适，不过如果您每天只能睡 5 个小时，也不必太紧张。只要睡醒后觉得神清气爽，恢复了体力，这样的睡眠就可以称为良好的睡眠。

我在坐诊时，有跟诊的学生会奇怪地问："为什么您在治疗失眠时，有的方子中看不到多少安神药，患者的失眠却好了？"我告诉他们，同样都是失眠，但有不同的病机。比如，有的是中焦湿热，有的是肝胃失和，有的是心肾不交。只要从辨证入手，即便没有多少安神的药，也能治疗失眠。

我看过一位失眠病人，男性，47 岁，失眠好多年了，每天睡眠不到 3 小时，平时就靠服用安眠药维持。体检时他发现血压高、血脂高、血糖高、尿酸高，医院开了一大堆西药，但是他担心药物的副作用，希望用中药调理。来诊时，他说自己经常口干口苦，有时候胸脘胀痛，足趾关节肿痛。我看他面色晦暗，舌体胖，舌苔黄腻，便问他大小便情况怎么样。他说经常便秘，大便黏滞不爽，小便发黄。我问他是不是经常喝酒。他说："没办法啊，平时应酬多，不得不喝。"

这个病人平时生活没有规律，饮酒过多，伤了脾胃，致使湿热内蕴，上扰心神，导致睡眠不安。我们给他开了点芳化湿浊、和胃降逆的药，两个月后随访，他很开心，说睡眠明显改善，口干口苦、腹胀便秘的症状也基本消失了。但是春节后他又来了，顶着大大的黑眼圈，说春节的时候没办法，要应酬，熬了几个通宵，失眠又发作了。

现在很多人都像这位患者一样，自己不遵守睡眠的规律，常常一熬夜就到凌晨一二点，脑子变得非常兴奋。有的人因为睡不着去吃安定类药物，吃到最后产生了依赖，人可能就变得狂躁起来。我有不少病人长期服用安定，开始 1 片就行，现在吃 5~6 片都没用。

还有的人思虑过度，尤其是一些年轻人，白天整天对着电脑、手机，晚上虽然躺在床上了，可心里却在开会。中医讲，心主神志，你心不静下来，身体自然也得不到安宁。

另外，失眠还有可能跟饮食有关。《黄帝内经》有"胃不和则卧不安"的认识，强调脾胃失和、痰湿、食滞对睡眠的不良影响。有的人爱喝酒，但酒本身就容易导致湿热内蕴，如果心神被蒙，人就会失眠多梦。

很多失眠的人问我，怎么才能睡个好觉呢？我建议这些失眠者先反思一下自己为什么会失眠，之后从生活上、饮食上去调理，再配合着医生的药方，这样才能标本兼治。

对于湿阻中焦引起的失眠，大家也可选用一些健脾利湿的保健食方，比如用茯苓煮粥喝，效果就很好。

茯苓是一种生长在松树根部的真菌，而且只生长在顶叶不茂盛的古老苍松下。所以，有句古话说："千年古松，下有茯苓。"《神农本草经》把它列为上品，说它"久服，安魂养神，不饥延年"。茯苓性平，味甘淡，具有利水燥土、泻饮消痰之功，它健脾时不上火，利湿时又不伤正气。可以说是除湿之圣药。仲景方中的很多主治水气为患的名方中，都有茯苓的身影，比如"五苓散""苓桂术甘汤""真武汤""茯苓甘草汤""小半夏加茯苓汤"等。

茯苓本身没什么药味，所以即便加在食物中也不影响口感。对于脾湿失眠的病人，可以把茯苓与大枣、粳米共同煮粥，经常服用可以祛湿安神，缓解失眠的症状。

茯苓大枣粥

【材料】茯苓 30 克，大枣 5~10 枚，粳米 100 克。

【做法】茯苓用清水浸泡半小时，大枣瓣开；将所有材料一起放入锅中，先用大火烧开，然后改用小火慢煮，等粥煮至黏稠即可。

【用法】当主食吃。

【功效】健脾益气，养血安神。

★茯苓还可以请药店打成粉末，这样熬出来的粥，更容易吸收。

8. 喝口凉水都长胖？其实是脾虚湿重

——肥胖的调理方法

古有名言："裤带长，寿命短。"肥胖不仅会影响我们的生活质量，还会带来健康隐患，比如糖尿病、高血脂、高血压、内分泌紊乱、骨关节病。正是认识到了这一点，很多人会选择去减肥，但往往这次减掉了没多长时间，体重就又反弹回来了。还有的人即便节食了，吃减肥药了，可体重却没什么变化。这是为什么呢？

实际上，我们现在临床上所见到的很多胖人都属于脾虚湿阻型。他们之所以变胖不是因为营养过剩，而是该代谢出去的水停留在了体内，因此显得肥胖。这种类型的人属于湿重体质，体型偏胖，不爱运动，常常觉得身体发沉、疲倦。他们不见得饭量有多大，吃得跟普通人差不多，甚至比瘦人还少，但就是"喝口凉水都长肉"。像这样的胖人，减肥时就不建议用单纯的节食办法了，因为他们本身吃得就不多，可以在三餐正常饮食的基础上，逐步增加运动量。平时，也可以吃点化痰化湿的食物。

当今优越的生活条件，让很多人习惯于久坐少动，再加上生活不规律、饮食上又多肉少素、药物激素及空气污染等原因，越来越多的人因为脾气虚弱而变成了胖子。有人说，我脾胃没事，胃口挺好的，但还是很胖。中医有个名词叫"胃强脾弱"，意思很明确，就是说这个人虽然胃口很好，很能吃，但脾运化的能力很弱，食物不能化成营养精微。久而久之，这些未能运化的湿浊堆积起来，就变成了人身体的赘肉。脾胃正好在人的中焦，所以很多人发胖，是先从肚子开始的，变得大腹便便。

脾虚了还会导致肾虚。因为肾为先天之本，脾为后天之本，如果脾胃气血生化不足，就会导致肾气虚弱，当身体的动力不足时，其他脏腑的工作就会受到影响，新陈代谢因此减慢，肥胖也就越来越严重了。《黄帝内经》中说："人过四十，阴气自半。"人过了四十岁，肾精就会减少一半，这也是为什么很多人一到中年就会迅速发福的原因。

减肥时，大家切忌乱吃泻药。因为泻药都是苦寒之药，你越泻，体内阳气越不足，"湿非温不化"，湿邪化不开就变成了寒湿，反而加重症状。如果平时大便干燥难解的人，偶尔可以吃点番泻叶、润肠丸之类促进排便的药物，但是，脾虚湿重的肥胖者就一定要远离泻药。

◎ 身体自有"减肥药"，五个穴位让你瘦下来

我在瑞士曾给一个名叫 Leuthard 的患者治病，他身高 171 厘米，体重却近 100 千克。为了减肥，他每天早晨都不吃饭，仅喝一杯减肥饮料。中午和晚上控制饮食，吃得也比较少。每天服用大量的维生素，喜欢喝甜品咖啡，平时饮水多而快。因为身体负担太大，所以他平日

很少运动。除了肥胖外，Leuthard 的大便一直不太好，每天腹泻 3~4 次，同时还有肢体困重、失眠、舌体胖大等表现。

就诊时，Leuthard 不无苦恼地说，自己都节食 5 个月了，可体重却丝毫未减。

许多减肥方法都是让患者节食，并服用一些增加排便的药物，这位外国患者本来就有腹泻，又已经节食，按理说摄入的能量已经够少了，可减肥却一点效果也没。这是怎么回事呢？

在中医看来，肥胖也是一种病。在我们周边经常会看到一些体形肥胖者，他们的脸色大多发暗发黑，身上的肉捏起来硬邦邦的，而且捏起来还很痛。这种类型的胖人大多体内湿重，而且多是脾虚肾虚引起的。Leuthard 的肥胖就是这种情况，湿性趋下，所以他下肢容易水肿，湿浊影响到心君安谧，所以他容易失眠。在治疗的时候，针药并用。中药用了生黄芪、防己、炒苍术、生薏苡仁、炒槟榔片、炒枳壳、车前子、半枝莲、猪苓、益智仁。针刺上采用平补平泻的方法，取穴中脘、天枢、关元、足三里（右）、丰隆（左）。

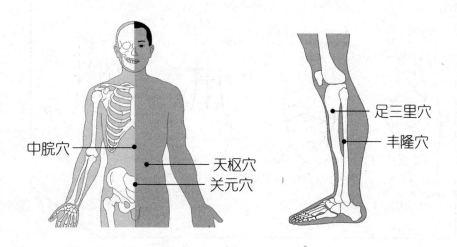

中脘穴　　天枢穴　关元穴　足三里穴　丰隆穴

　　中脘穴在前正中线的肚脐上4寸的地方，有健胃运脾的功效；关元穴在肚脐下3寸的地方，这个穴位非常有用，不管你是过胖还是过瘦，它都能帮助调理平衡；天枢穴有左右两个（在以肚脐为原点横平向左右二指宽的地方即是），这个穴位是手阳明大肠经的募穴，能够止泻调理肠胃；丰隆穴在小腿前外侧，当外踝尖上8寸，条口穴外，距胫骨前缘二横指（中指）的地方，可祛湿化痰。

知识链接

　　在寻找穴位时，中医有"同身尺寸"之称，确定穴位时用自己的手指最为准确。

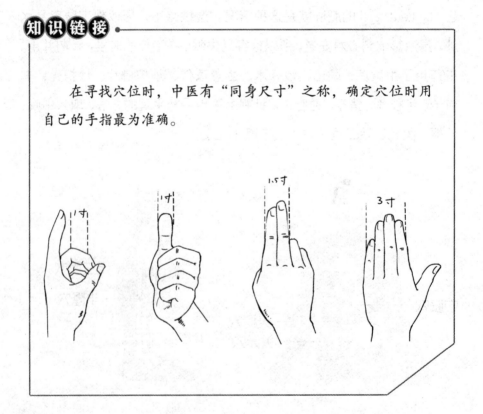

以上 4 个穴位置针 20 分钟，起针后他长舒一口气，说整个身体都松活开来，非常舒服。在连续治疗两个星期后，他不再腹泻，晚上能安稳睡觉了，体重减轻了 1 千克，腹围也缩小了 1 厘米。后来，我们又在原方的基础上加了一味炒神曲，并继续为他针刺了一个月左右，他的体重减轻了 5 千克，每天的睡眠时间能达到 8 个小时以上，工作上就会变得更有精神。

上面提到的几个穴位，大家虽因为非专业出身不能针刺，但是可以通过按摩、艾灸的方法来进行自我保健。另外，我们之前提到过的摩腹法，也很适合肥胖者自我保健。

◎ 养成好习惯，体重就能不反弹

脾虚湿困导致的肥胖，首先要注意饮食。有的人因为熬夜学习或者加班，晚上很晚才能睡觉。半夜饿了怎么办呢？为了图省事，很多人就去煮方便面。这样下去别往多了说，就一个月，他的体重就上去了。所以，睡觉之前不提倡吃这种含淀粉和糖量高的食品。如果真饿了，可以吃点坚果类食品或者一些清淡的夜宵，夜宵应浅尝辄止，不宜吃得过饱，更要远离那些油腻之品。

对于脾虚湿困引起的肥胖人群，也可以通过适当的食疗，帮助祛湿减肥。比如，可以吃薏苡仁冬瓜子粥，用薏苡仁 10 克，冬瓜子 15 克，粳米 50 克熬粥，当早饭或者晚饭吃。薏苡仁和冬瓜子都有健脾去湿的功效，对于脾虚湿滞引起的肥胖等症都有很好的疗效。

还有一种药膳也可供选择。用山药 15 克，莲子肉 5 克，薏苡仁 10 克，粳米 50 克一起熬粥。有小便不利、拉肚子症状的，还可加入白茯苓粉 10 克，以增强健脾利湿的功效，煮熟后加食盐、味精、胡椒粉适量。这个药膳比较适合中老年脾虚的人食用。

第二就是少用空调，或者把温度调高一点。夏季我们的毛孔要开合呼吸，使热量随汗液往外散发，达到降温的目的。如果不让它发汗，就不利于水液及代谢物的排泄。那么水湿就会停聚，热气郁里。所以最好是适应大自然冬冷夏热的温度，少用空调。就算要用，也要保持在一种"动则生汗"的温度，也就是不活动的时候不感觉热，活动的时候能微微有汗，起码要这种温度才能保持毛孔的开合。而很多胖人，越胖越怕热，经常把空调温度开得很低，这样更容易导致内热上火。我曾遇到过一个病人，夏天要把空调开到 19 摄氏度才能感觉舒服，不开空调，他马上就喘不过气来。

第三就是要适当运动。有人老说自己太忙，怎么办呢？其实您随时都可以运动，比如上班时爬爬楼梯，就是很好的运动。老年人可以打打太极拳，练练八段锦，或者去跳跳广场舞。

另外，肥胖者一定要找到自己肥胖的原因后再减肥，绝不能乱减。上面提到的脾虚导致的肥胖，就不能轻易去节食。您一节食，脾虚的症状马上加重，身体就会出现其他的毛病。有些女孩，才 20 多岁，一减肥，瘦是瘦了，却出现了早搏，减肥减出病可就得不偿失了。

9. 十女九带，清爽当女人

—— 妇科疾病的调理方法

妇科病在中医里面又称为"带下病"，这个名字是中医用了几千年的名词。《史记·扁鹊苍公列传》记载："扁鹊过邯郸，闻贵妇人，则为带下医。"这里的"带下医"，用现在的话说就是妇科大夫。"带下"指腰带以下或带脉以下的部位，妇女多"带下病"，所以古代将专门治疗妇科疾病的医生称为"带下医"。

带脉既是人体的一条经脉，又是穴位的名称。经脉的位置大致是平着腰脐一周，就好似一根裤腰带一样。人体的其他经脉都是上下纵行的，唯有带脉是一条横向的经脉，它就像一根带子一样把纵向的经脉系在一起，所以被称为"带脉"。带脉有总束诸脉的作用，如果约束无力，诸经中阴液下渗，而为带下病。带脉穴在侧腹部，沿着 12 肋骨游离端下方的垂线，与肚脐平行线的交叉位置即是带脉穴，左右各一。

平时，女性朋友可以在带脉穴处进行推拿按摩或者艾灸，有调经止带的作用。很多肥胖者，多是腰腹肥大，这与带脉的约束功能下降有一定关系。这类人群在减肥时，就可以选取带脉穴，再配合中脘、气海、足三里等穴位进行治疗。

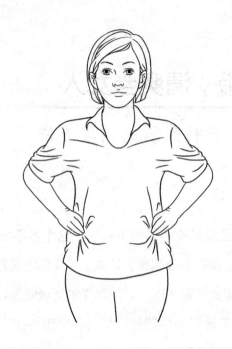

俗话说"十女九带"，这足以说明带下是女人的常见症和多发症。正常的女子从青春期开始，因为肾气充盈，脾气健运，任脉通调，带脉坚固，阴道内就会有少量白色或无色透明的黏性液体，尤其是在排卵期会增多，起到润泽阴户，防御外邪的作用。这是正常的生理现象，俗称白带。但是，当阴道分泌物明显增多，而且颜色、质地、气味都出现异常的时候，就有可能患上了带下病。比如西医所谓的各种炎症，包括盆腔炎、宫颈炎、附件炎、子宫内膜炎等，都有带下病的症状。

我的体会是，诊治妇人疾病，一定要重视带下。每当遇到女性患者，不管她来看什么病，首先要问月经和带下情况，这两样可以说是女人独有的排毒通道。带下病多能反映患者整体的生理、病理状况以及疾病的性质特点。如果患者患有其他疾病而兼有带下者，我多会先调理带症，等带下病痊愈后再治其他的疾病。比如，之前我治疗过一位咳嗽、胃痛多年的患者，经过四诊合参，因其带下色白量多，所以用健脾祛湿、调经止带之法治疗一月左右，患者不仅带下正常，痛经不发，而且胃病和咳嗽这种多年的顽疾也豁然而愈了。

还有一个病例，发生在1980年的正月。当时，一位36岁的女患者因为痛经来就诊。这位女士在一次地震中因为受到惊吓，之后不但白带黄白相间，而且还多了痛经等症状。每次经期都会提前四五日，而且在经前右边小腹就会疼痛，逐渐扩大到整个下腹都凝痛难忍，同时她还伴有腰腿酸软，精神疲倦，肢体困倦等症状。这样的情况已经持续了三年，曾被医院诊断为"轻度宫颈糜烂，继发性痛经"。

我见她舌质暗红，舌苔薄黄，综合分析她乃是因为地震的惊吓导致心情抑郁，加上居住之地又比较潮湿，肝郁脾虚，带脉不束，湿性黏腻，最易阻滞气机，所以继发痛经。这种情况应该健脾祛湿，清热解郁。于是我用傅青主的易黄汤加味治疗，用了山药、芡实、白果、川黄柏、苍术、薏苡仁、牡蛎、白芍等药。复诊时，她告诉我服药没多久，经期即到，疼痛轻了很多。我见有效，便效不更方，让她继续服用7剂。过了一个月左右，她与她老公一起来致谢，带下病已经没有了，而且经期也不再腹痛。

傅青主在《傅青主女科》带下篇明确指出"带下俱是湿证"，湿邪是带下病发病的关键。一般临床上将带下病按照五色分为五种，但实际上，以白带和黄带最为多见。如果带下清稀、色白量多者属白带，白带是因为脾虚湿盛，肝郁不舒，带脉不固引起的，我常用完带汤加减治疗。黄带多是湿热下注引起，这时用傅青主的易黄汤较为合适。

女性的带下病多是因为气机郁滞或是饮食不当引起的，所以日常生活中我们女性朋友尽量不要压抑情绪，有不开心的事儿要找途径适当发泄出来，或是通过修养身心来调节。必要时，可以找位心理医生开导一下。有很多女性爱吃水果、爱喝冷饮，这些东西吃多了，容易伤害脾阳，导致体内多余的水液变成了湿浊，这种湿浊下渗到带脉，如果带脉固摄不住，白带就会增多。所以，女性要有节制地吃水果，而且要应季，什么时候吃什么水果都是有节律的，你要是一年四季总吃反季节的水果，对身体健康不利。

第五章

三分治病七分养，
祛湿调理慢性病

湿邪是大多数慢性病和疑难杂症的源头或者帮凶。这些病发病时的性质与湿邪重浊、黏滞不爽、胶着难解的特点非常相似。而且，绝大多数患者都伴有食欲不佳、饭后胃胀、倦怠乏力、四肢重浊酸困、肢体肿胀、大便不爽等脾虚湿阻的表现。因此，对于慢性疑难重症的治疗，我多立足于脾胃，重视湿邪。

1. 头部清爽，心里坦荡

——眩晕的调理方法

很多人会有眩晕的感觉，眩是指眼目昏花，晕是指周围景物旋转以致站立不稳，两者常常同时出现所以称为眩晕。其实，眩晕有时跟湿邪有关系。您想啊，本来脾胃是有升清降浊的作用，清阳之气应该上升至头部，人才会觉得头脑清醒，如果此时湿邪阻滞了气机的升降，清阳不能上升，那头还能不晕吗？

有个病人一晕起来就天旋地转，一个月发作六七次。来诊时已经是眩晕发作的第二个月了，当时他的情况比第一个月稍好一点。他跟我们讲，什么核磁共振都做遍了就是找不到原因，心理负担很重，总觉得是血管堵了。发作的时候他只能躺着，不能动，偶尔还会呕吐。眩晕之外，他还伴有痰多、小便黄、渴不欲饮、胃部胀满、失眠的症状。

结合四诊，我发现这个病人就是典型的湿邪阻滞气机引起的眩晕。他的脾胃被湿邪阻滞了，气机的升降功能受阻，所以清阳不能上升，营养不能上去。这种情况就像阴天一样，天上被一片片的乌云笼罩。病人自己也说："我就觉得我一发作起来，脑子里就跟有糨糊一样。"

所以我给他用了升清降浊的方子，用三仁汤加减，基本上眩晕的问题就控制住了。

水湿一去，气机的升降如常，眩晕自然也就没有了。当然，三仁汤不仅可以用于眩晕的治疗，临床上只要是对于湿困三焦的疾病都可以用三仁汤加减调治，这在中医上叫"异病同治"。不过，这几个毕竟是药物，大家在服用前最好询问下医师。如果是平时保健，可以服用我们前面提到过的三仁粥。

我们刚才说了湿邪引起的眩晕，还有一种眩晕跟湿邪无关，而是人体气机本身的升降出现了问题。

对于气升得不够，比如一些低血压患者引起的眩晕，我们可以用一些补法，比如生脉饮。这种眩晕的特点是：劳累的时候加重。比如，有的人上午劳动了，到了下午觉得眩晕，休息后他就能缓解。这是气升得不够引起的，像这种情况就可以用点生脉饮。如果你当时正在工作不能休息，含两片红参也可以改善，尤其是在下午的时候能改善疲劳状态。

红参也比较适合身体虚弱的老年人服用。老年人随着整体机能的下降，容易疲劳，行动缓慢。比如，排便的时候觉得气不够了，走路的时候觉得气短，上气不接下气，还有很多老人说话说到最后就听不到尾声了。这种情况下就可以用红参，含在嘴里或者泡茶都可以。不过，气不要升得太过，有高血压或者脾气比较急躁的人就不要服用了。到了夏季，很多人有虚的症状，这时我们可以把红参替换为西洋参，再加一点石斛，泡茶喝。这个方子等于是把生脉饮改变了一下，更适合普通人，吃起来不会有太大偏差。

　　气升得太过，最常见的就是高血压，不过临床上有些人血压不高也有类似眩晕的症状。这种类型的眩晕，患者一般脾气不太好，容易发怒，肝火比较旺。这种情况就可以用菊花、枸杞泡茶喝，这两味药一个清上，一个滋下，可以改善人体气机太过的状态。

菊花枸杞茶

【材料】菊花、枸杞各5克。

【做法】将二者用热水冲泡，5分钟即可饮用。

【用法】每天上午代茶饮用。

【功效】散风清热，降脂降压。

2. 胃胀、胃酸、没食欲

—— 胃病的身心调养法

　　我研究脾胃学说几十年，最后总结出了十八字诀：持中央，运四旁，怡情志，调升降，顾润燥，纳化常。可以说，前面的十五个字都是为了最后的"纳化常"服务的。"纳"指的就是我们胃的受纳功能，简单来说就是接收食物，吃进去。"纳"是第一步，没有它就没有脾的运化，食物也就无法起到补养我们身体的作用。

　　如果一个人的胃不好，纳不了，就会出现食后痞满、嗳气、呃逆的症状。吃进去的食物停滞在胃部不蠕动，胃气上逆，所以会出现打嗝、泛酸。痞满是什么感觉？我们看"痞"这个字，"痞"中间有个"否"，在易经中有个否卦，指的是天地不通，不能上下交合。痞满指的就是清气不升，浊气不降，导致脘腹胀满的感觉。我们正常人感觉不到胃的位置，但痞满的人会觉得胃部有饱满的感觉，也就是胃存在感，可是又不痛，摸起来是软的。这种人常常一吃就饱，再吃就胃胀、泛酸。

　　现如今，很多人都有胃病，这从铺天盖地的胃药广告中就能看出来。胃病为什么这么多？这跟我们对待它的方式有关。

我曾治疗过一位 61 岁的男性患者，这个人看起来身体比较壮实，平时喜欢喝茶喝酒，抽烟也有些年头了。数年来，他常常感到胃脘疼痛，并伴有口干舌燥、腹胀、泛酸、食欲减少、大便溏薄不爽等症。一年前他在医院里做过检查，被诊断为"糜烂性胃炎""胃溃疡"。服西药后，他的病症有所减轻，但是因为有副作用就没再继续服用，后来就找到我来为他诊治。

这名患者的胃痛跟他的生活习惯息息相关。烟酒辛辣厚味容易损伤脾胃，致使湿热中阻，湿蕴热蒸，时间久了胃膜溃烂，所以他才会觉得胃部灼热疼痛。在治疗的时候，我就用到清热化湿的方法。二诊时为了缩短疗程，我还为他配了散剂以便直接作用于溃疡局部。前后治疗半年多，主要以加减正气散和黄芩滑石汤进退，始终贯穿着清热化湿治法，调理脾胃以治本。

胃溃疡散剂

【材料】凤凰衣（焙）、三七粉各 10 克，炙乳没 6 克，木香 9 克。

【做法】将这些药物一起研成细末后，装入胶囊里。

【用法】每次温开水送服 1.5~2 克，每日 2~3 次。

【适应证】适用于胃痛溃疡或糜烂。

在为他治疗的时候，我也同他讲了很多饮食上的注意事项，做到饮食有节。胃病并不难治，难的是纠正我们的坏习惯。如果你能规律地饮食生活，那身体恢复起来也更迅速。

◎ 胃病并不难治，难的是习惯的改变

在我看来，有了胃病一定要会养，而养胃最简单直接的方式就是从饮食上入手。

胃肠的蠕动是缓慢而从容的，可是现在很多人吃个饭都匆匆忙忙。有的人一边吃早饭一边赶路；有的人急匆匆往嘴里扒拉两口，几分钟就吃完了一顿饭。脾胃没有一个安静消化食物的时间，又怎会为你舒舒服服地工作呢？

除了细嚼慢咽，放慢进食的速度外，大家还要注意饮食结构的合理性。有的人无肉不欢，嗜好口味较重的食物，这些肥甘厚味容易生湿、生痰、化热，时间久了胃部容易生溃疡；有的人爱喝冷饮、浓茶，损伤脾胃阳气而令寒湿内生，出现腹痛、腹泻；有的人爱吃辛辣食物，久之肠胃积热，大便干燥，得了痔疮。总之，那些不好好吃饭的，没几个不得胃病的。

有了胃病的人，更要做到饮食有节。节是节律，一天三顿饭，要按时吃；节也是节制，不要看着不好吃的就不吃、少吃，也不要因为太喜欢就吃得过饱，一般以八分饱为度。用《黄帝内经》的原话说就是："美其食，任其服，乐其俗，高下不相慕。"当然，凉的、辣的、刺激性的东西，不要吃太多，尽量吃容易消化的东西。

有时候碰到胃病患者，我也会跟他们分享我自己的饮食经验。在这里也介绍给大家，以供参考。

早饭我吃得比较简单，一般以青菜为主，有时也吃点胡萝卜、黄

瓜或者木耳。也吃一点豆包、馒头、花卷或者面包，然后喝半碗粥，半碗牛奶加咖啡，吃几口家里的醋泡生姜。

蔬菜的做法，一般尽量是原汁原味地调拌，但不吃凉的，比如说胡萝卜我要把它烫熟，黄瓜在锅里炝一下，要保证营养成分不被破坏。

我喜欢吃白菜、豆腐这类清淡的食品，午饭一般有鱼有肉。每一顿我都会吃几口肉，但是吃得不多，主要还是蔬菜。

晚饭一般粥比较多，然后再吃一点面食，比如说发糕、馒头这些。

当然了，饮食方面，大家也需要根据自己的身体调整。例如我不吃坚果，因为年纪大牙齿变弱；从体质上说，我比较瘦，而瘦人多火，所以燥热的食品我一般不吃。

年龄大了，一般消化能力大多下降，要尽量避开过寒过热的食物，避免对胃的刺激，保护好这个后天之本。比如梨，就可以削皮后切成块，去梨核，放一点姜丝，开锅以后放在锅里蒸，差不多蒸 3~5 分钟，就可以拿出来吃了。这样做，梨的脆感还保留着，但是却去了梨的寒性。其他水果比如说苹果、橙子，一般就是做成果酱吃。生的水果我也吃一点儿，尤其是觉得有点上火时，就吃点生水果。具体怎么吃，都是根据四季冷暖及体内寒热变化而定。

◎ 想得多的人，容易得胃病

思伤脾，也就是说过度思虑的人脾胃容易出问题。为什么呢？因为当我们吃完饭后，人的气血应该往胃部走，帮助消化，可是如果你压力大，经常用脑，这时候气血长期向脑子上走，胃受纳的功能就会受到影响。比如现在很多司机都有胃病，就是因为他一开车，脑子就高度紧张，气血向上走，时间长了吃进的食物没有充分消化，就容易出现胃溃疡、胃下垂一类的胃病。如果用西医理论来解释，那就是精神压力导致自主神经功能紊乱。

诸葛亮可以说是劳心费神又不好好吃饭的典型，他一生谨慎小心，深谋远虑，对于军中各项事务也都要一一过问，去世时才54岁。而对于他的死，司马懿倒是早就料到了。当时诸葛亮送女人的衣服给司马懿，使用激将法让其出战。司马懿接受后，询问蜀国使者："你们丞相吃饭怎么样，工作怎么样啊？"使者回答："丞相夙兴夜寐，罚二十以上者亲览焉。所啖之食，日不过数升。"司马懿感慨地说："孔明食少事繁，岂能久乎。"也难怪古人会说："谋为过当，食饮不敌，养生之大患也。"

所以，那些平时思虑较多的人，要学会给大脑放松的方法。比如，工作之余，可以听听轻音乐，不建议听打击乐，多听比较慢的音乐，比如我国古典音乐、民族音乐。如古筝、古琴、二胡等，具有轻松愉快、身心和谐之妙；如高山流水，曲高幽雅，让人感觉身心愉悦。如果是节奏快的音乐，建议你把声音调到非常低，低到什么程度呢？低到你一定要特别专心才能听见它，这种音乐也能帮你入静。当然听慢音乐效果更好。晚上可以泡泡脚，引血下行，让大脑休息一下。或者，你也可以每天做适当的运动。总之，找到适合自己的调解方法，减少精神压力，就能调整心身，远离胃病。

◎ 熬点陈皮粥，把胃口打开

前年在一次养生节目中，我遇到一位女士。她平时食欲还不错，就是吃完饭后觉得两胁胀，尤其是晚上那顿饭不敢吃。胀满的感觉，会在睡一觉后变好。

我问她："你是哪里人？"

为什么我会这么问呢？其实作为医生要了解各地的生活习惯，很多人之所以生病，跟当地的环境及这种环境下的生活习惯有关系。比如，从吃的方面讲，北方人吃得偏咸，南方人吃得偏甜，东北人吃酸菜比较多，湖北、湖南人爱吃辣。了解到这些，可以帮助医生判断患者的病因和病情。

这位女士说她是河北青县的。

我又问她："平时吃得咸吗？"

她回答，原来吃的食物偏咸，最近几年了解到盐吃多了对身体不好，所以吃得没那么咸了。

因为时间有限，我没办法进行详细的四诊，但是大概可以判断这位女士之所以饭后胀满，有两个主要原因：一是本身脾胃功能减弱，二是跟生闷气有关系。肝经分布在两胁，如果肝气不舒就会出现两胁胀满的症状。所以，我告诉她在服用助消化药物的同时，还要保持心情的舒畅，比如在吃饭前可以听听音乐，有一个愉悦的心情。平时自己在家还可以喝点陈皮饮或者陈皮粥，帮助消化。

陈皮粥

【**材料**】陈皮5克，小米或大米半杯。

【**做法**】将切成丝的陈皮和大米或小米一起熬煮，大火煮沸后改小火继续煮20分钟左右。

【**功效**】温胃散寒、理气健脾，适合胃部胀满、消化不良、食欲减退者。

陈皮是晒干的橘皮，越陈药效越好。中医认为，陈皮味辛、苦，性温，归脾、胃经，有健脾开胃的功效，主治消化不良。我平时爱用新会陈皮，这种陈皮气味比较浓，开胃的效果更好。家里没有陈皮的，也可在做饭的时候把洗净的橘皮切成细条，焖饭的时候撒上一点。

3. 口苦口干，可能是肝胆湿热

——脂肪肝的调理方法

我们的身体或多或少都会有些小问题，这些问题其实都是身体给我们的警示，提醒我们需要注意的地方。比如，当出现了口苦口干时，就要考虑肝胆问题。如果这时候的舌苔黄腻，那多半是肝胆湿热。当一个物品在过于潮湿的环境中时就容易腐烂，腐烂后郁而发热，热就会向上蹿。我们身体内部也如此，所以肝胆湿热的病人常表现为舌苔黄腻或口苦口干。

有个40多岁的公司经理，身体很胖，在一次例行的体检中他发现

知 识 链 接

肝胆湿热的常见症状

◆头昏头胀	◆口苦口黏	◆困倦乏力
◆舌体胖大	◆舌苔厚腻	◆血压不稳

自己有脂肪肝，而且是中重度脂肪肝。体检还发现他有慢性胆囊炎，胆红素偏高，血脂也高，血糖指数在边缘线上，所有的代谢类疾病他好像都多少有点。当时体检医生告诉他，现在的病情要及时治疗，否则发展下去后果很严重。后来，这位公司经理就来找中医调理。就诊时，他的舌苔是黄腻的，舌质偏红，舌体胖大。

医生问他："大小便怎么样？"

他说："我的大便有点儿黏，每次解大便非常费力，而且冲好几次才能干净，气味很大。小便也黄。"

找中医看病，大小便是一定会被问的问题，因为这反映了身体的代谢状况。综合他的体检报告和这些信息，判断他是肝胆湿热，最后用茵陈蒿汤加减来治疗。

两个月后他来复诊，自述很多症状都有改善，比如原来工作时脾气不好，经常发火，现在上班时情绪比较好，头昏脑胀等症状也好转很多。后来他还去查了肝功能，发现转氨酶也基本正常了。

◎ 茵陈大枣汤——肝胆湿热者的家庭保健方

茵陈蒿汤出自东汉张仲景所著的《伤寒杂病论》，有清热利湿退黄的作用，两千年来一直作为治疗湿热黄疸的代表方剂。

药房里所售的茵陈一般为绵茵陈，摸起来软绵绵的，清利肝胆湿热的效果很好。中药讲究道地药材，并有它严格的采集期，当季是药，过季是草。比如采集茵陈，谚云：三月茵陈，四月蒿，六七月过当柴烧。

关于茵陈的采集期有这么一个传说。

华佗曾治一黄痨（相当于现在的黄疸性肝炎）的病人，治了好久没有效果。过了一段时间，华佗发现病人却突然好了，于是急忙问他吃了什么药，这病人说吃了一种绿茵茵的野草。

华佗一看，原来是茵陈，于是就去地里采集了一些。不过，他给其他黄痨病人服用后，却发现并没有效果。

于是，华佗又去问这个已痊愈的病人，吃的是几月的茵陈。病人说是三月的。

到了第二年春天，华佗又采集了很多三月的茵陈，这次给黄痨病人服用后，果然有了好转。不过，一旦茵陈过了三月，效果就又不行了。

为了摸清茵陈的功效，华佗在第三年把每个月份的茵陈都采集了，还对茵陈的根茎叶的功效进行了实验。结果发现，只有二三月的茵陈的茎叶治疗黄痨病功效最好。这就是华佗"三试茵陈"的传说。

《黄帝内经》中讲，春三月，此谓发陈。这个月份正是阳气上升、百草萌生的好时节，茵陈也最有药力。茵陈过冬而不死，到了来年春季，它以推陈出新的姿态从陈旧腐烂的植物中冒出嫩嫩的芽苗，代表着一种春生之气，所以功效最好。春天郊游踏青之时，你不妨在游玩之余采点茵陈，回来凉拌、翻炒，美味又养生。

平时肝胆湿热的朋友，也可以将茵陈和大枣搭配，作为家庭保健的一个小方。这个小方的适用人群需要满足两个条件：一是要有肝胆的症状，比如脾气急躁，肝区疼痛、不适，慢性胆囊炎，脂肪肝等；二是体内有湿热，比如舌质偏红，舌苔黄腻。如果你自己看不懂舌苔的话，起码要有口苦、口黏的感觉。否则单纯的一般湿邪，没有化热的，不建议采用这种方法。

茵陈大枣汤

【材料】茵陈 12 克，大枣 10 枚。

【做法】将大枣掰碎，与茵陈共入锅中，加水 500 毫升，煎至 300 毫升。

【用法】饭后饮用。分 1~2 次食枣、喝汤，也可代茶饮随饮。

茵陈是一个苦寒的药，喝起来口感不太好，大枣有保护脾胃的作用，而且味儿甜，加入后，一是可以保护脾胃，二是可以中和苦寒的味道。茵陈和大枣的搭配符合中医的搭配原则，既清利肝胆，又顾及脾胃。

为什么肝胆上的病，还要照顾到脾胃呢？

中医讲，湿性缠绵，肝胆上的湿热不是短时间能去除的。湿热胶结，如油入面。什么意思呢？人体内的湿热状况，就好像把油和面粉混在一起一样，难分难解。不管是保健用的茵陈大枣汤还是医生开的茵陈蒿汤，都要服用一段时间才会起到作用。长期服用苦寒的药物一定会损伤脾胃，所以要保护好脾胃，否则再好的药也发挥不了作用。而且，如果不保护脾胃，肝胆疾病严重到一定程度时，也会损伤到脾胃。所以，张仲景在《金匮要略》中提到"见肝之病，知肝传脾，当先实脾"，这个观念在现在临床上的应用非常广泛。

◎ 天麻可以缓解精神紧张

在繁忙的工作、紧张的生活中，现代人普遍压力很大，这也是造成肝胆湿热的一个重要原因。稍微了解中医的人都知道，中医上的肝胆并不仅仅是解剖学的概念，还包括精神、神经系统。举个例子，我们形容一个人爱发火时会说他"肝火旺"，这并非是指他肝脏着火了。我们说一个人"胆小如鼠"，也并非说他胆囊小得跟老鼠一样。从这些俗语中，我们也能看出，肝胆和人情绪上的密切关系。

日本是我外出讲学次数较多的国家之一，我发现日本人的生活节奏比较快，上班族喜欢喝可以提神的饮料。这些饮料里添加了大量的咖啡因、牛磺酸、糖分、维生素。熬夜加班时或者因为睡眠不足疲劳时，他们会买这种饮料喝，基本喝下去半小时就会有效果。不过，经常这样做无异于饮鸩止渴，提前消耗了自己的精力。

来诊病的很多日本患者都有肩背拘急的现象。肩背拘急是什么样的呢？我们的肌肉摸起来是软的，但是有肩背拘急的患者，从后脖颈到头部、背部都是僵硬状态。在给他们治病时，我习惯用点儿天麻，来帮助缓解精神紧张。

知 识 链 接 ●

精神紧张的表现

◆肩部僵硬　　　　◆项背拘急

◆经常耸肩、握拳　◆口中黏腻不爽

有个50岁左右的日本男患者，因为头痛难忍来治疗。他形容自己头胀得厉害，总想用指关节使劲按压太阳穴。与此同时，头顶还发热，为此他特意选了玉石当枕头，不承想第二天连玉石都是烫的。他的睡眠质量也不好，很难入眠，即便睡着了半夜也容易醒，只要醒来他就会给头部做按摩。此外，他嘴里还常有口腔溃疡，如果不小心咬破了嘴唇就会形成溃疡。吃完饭，胃里总觉得满，大便难解、发黏。综合他的这种情况，治疗上我给他用了温胆汤合半夏白术天麻汤。

现代人在养生上有个误区，总喜欢用补药来对待身体上出现的不适。脑子累了，吃点核桃补补脑；身体累了，喝点补中益气汤。诸如此类。其实人在高压工作后，最应考虑的不是去滋补，而是抑制下兴奋状态。这就好比一台机器已经持续转了一整天，到了晚上由于惯性它还会转，所以有的人晚上就睡不着觉。

对于因为精神压力大造成的失眠、头痛、肩背拘急等症状，可以考虑用天麻来调理。

凉拌天麻

【材料】鲜天麻1小段，葱、姜、盐等调料各少许。

【做法】将鲜天麻块洗净，用刀像切土豆一样切丝或切片，然后用开水焯一下捞出，待凉后和葱丝、姜丝一起加盐等调料拌匀即可。

【功效】缓解精神压力过大造成的头痛、失眠等症。

★也可以根据个人喜好，增加一些搭配的食材。

天麻性味甘平，所以可以作为家庭食疗的一种材料，它主要有三大功效。

第一，天麻可以息风止痉。风是摇摆不定的，中医把凡是动荡不定造成的疾病都称为风，比如头晕、半身不遂、高血压等。天麻可以平息肝风，制止痉挛抽搐。

第二，天麻可平抑肝阳。肝阳上亢是指人的兴奋状态，情绪激动，容易发火。如上述案例中的病人，虽然性格上没有攻击性，平时也不爱激动，但是因为用脑过度，气血都冲到了头上，在中医看来也有肝阳上亢证，需要用天麻。

第三，天麻还可以祛除外风，通络止痛，所以常用来治疗中风半身不遂、言语不利、四肢麻木等。

冬天麻的药性比较好，鲜天麻可以在菜市场买到，如果没有鲜天麻也可以用干天麻炖汤。

4.让胆汁排泄通畅

——胆结石的调理方法

　　胆结石这种病如今越来越多地困扰我们的生活。很多胆结石患者都有不好的饮食习惯，比如有些人无肉不欢，每顿饭不吃肉就觉得没滋味；有的人喜欢暴饮暴食，每顿饭不吃到撑就觉得没吃饱；另外还有些学生和上班族不爱吃早餐。这些都是胆结石的诱发因素。

　　胆腑的生理功能我们可以用两句话来概括：一是胆主决断，调情志；二是胆藏精汁，主疏泄。中医讲，胆汁乃肝之余气所化，胆腑所储藏的胆汁，其实是在肝脏里生成的。胆疏泄胆汁的功能是有规律的：当我们吃饭时会刺激到胆囊，胆囊收缩，胆汁排入小肠来促进食物的消化；当我们没吃饭时，胆汁就贮存起来，等到下次吃饭时再集中使用。如果你今天没吃早饭，甚至连水也没喝一口就急匆匆地去上班了，前一晚储存在胆囊中的胆汁就没机会排出去，如果长期瘀积在胆囊中就会产生沉淀，形成结石。

◎ 老年患者，化湿排石不宜峻攻

我在广安门医院时经常参加会诊，有一次某医院邀我为一位南方来的老人会诊。这个老人入院以来持续高烧不退，右肋下有一香蕉大小的包块，怀疑是肿瘤。因他年纪较大，体质又弱，为了慎重起见，医院打电话叫我过去看看。除了高烧和右肋包块外，老人还有腹部胀满、厌食、口苦口干的症状，他的舌苔黄厚腻，脉弦滑。而且听那边的医生讲，这位老人平时喜欢抽烟，还喜欢吃甜食。原本他就胆气郁结、湿热熏蒸，加上爱吃甜食，更会使痰湿滋生，湿热交蒸导致高烧。考虑到老人虽然病了很久，但仍属于湿热阻滞肝胆，所以我就给开了几服清热祛湿、芳香化浊的中药。

患者服用后，高烧很快退了，这时医院做的检查也回来了，原来是胆总管结石。他们主张尽快做手术，进行胆囊切除，但老人不愿做手术，坚持要我用中医给他治疗。我从来没治疗过如此严重的胆石症患者，为安全起见又请了一位中西医结合治疗胆石症的医生会诊，那位医生检查后对病人说，他的胆总管阻塞，胆汁不能外流，胆囊涨到了极点，这就好像妊娠女性的子宫如果不能收缩，就不能分娩一样。这么大的胆囊，还是建议他手术切除比较好。只是这位老人是个固执的人，依然坚持要用中医治疗。

我考虑到他年岁已大，久病体虚，不能峻攻，就用补中益气汤加上可化湿排石的金钱草膏、鸡内金、虎杖等进行调治。胆结石，主要跟体内肝胆疏泄不通以及脾运功能失调有关。肝与脾需要相互协调合作，肝疏泄顺畅，气就不会郁结，湿热也不会堆积，更不会煎灼成石。

中医治疗胆结石的药都是寒性的,清热祛湿效果虽好,却很容易伤脾阳,因此,在治疗胆结石的同时要注意益气健脾。

就这样,在治疗了1个月的时候,老人的小便尿液开始出现浑浊,大便也开始排出泥沙样结石,原本在右肋的包块也逐渐缩小。后来,老人的排便中发现了像树木年轮一样的结石,一层层的。根据他的症状,我又为他修改了药方,继续经过一段时间的调养后,老人就康复出院了。

我常提醒跟诊的学生,在治疗胆结石时,不要只盯着石头治,世上的事物都是复杂的,一种疾病按照成因、临床表现等有不同的证候之分。我们要将目光放在整体上,有湿的化湿,有热的清热,在开方时还要顾及病人的体质。这个病例也证明,只要我们努力探索,想方设法,中医在临床上还可以继续创造新的奇迹。

◎ 养胆护胆的通用守则

医生在诊病后,都会给一些医嘱。我们治病不单从药物上帮病人排出结石,同时更要病人生活上的配合,比如适当运动,饮食上少荤多素。如此内外结合,人药合一,才能把疾病真正祛除。对于胆结石患者,我有下面三点生活建议。

平时要规律生活

这个规律包含两方面,既要饮食规律,又要作息规律。我们前面说了胆汁的排泄是有规律的,如果你不吃早餐,爱吃宵夜,不规律的饮食会导致周身代谢都不规律,影响胆汁的排泄。很多年轻人有晚睡的习惯，这个一定要改，因为晚上 11 点是胆经当令，正是阳气生发的时候，如果此时不睡觉，胆的少阳生机受损，胆病也就会随之而来。

要少吃油腻黏滞食品，少喝饮料

过于油腻的食物，比较难消化，进入我们体内后也容易引起湿浊。我们看，水流如果清澈就会流得很快，因为没有瘀滞，没有阻力；而浑浊的水、黏稠的水，相对就会流得慢一些。油腻之物吃进来容易，排出去难，所以很多人会觉得自己到了饭点也不觉得饿，胆以"通降为顺"，通降的功能受到影响，就会导致胆结石症的产生。常喝饮料也是这样的道理。

要避免长期情志不畅

情志不畅有两种代表性的性格：一种是脾气火爆，容易和人争吵；另一种是内向，遇事都闷在肚子里，想得过多。中医讲，胆主决断，所以如果你长期情志不畅，肝胆经脉堵塞瘀滞，就会影响胆汁的分泌和排泄。对于第一种人，可以多听听音乐，而且要听节奏缓慢一点的古典音乐，陶冶情操；对于第二种人，则可以跟人多交流或多做运动，以此舒缓自己郁闷的情绪。

5.痰湿阻滞，血脂血压都高

——高血压的调理方法

有很多高血压病人来看病时，直接说："大夫，我高血压，您给我开点药吃吧。"其实，在中医里是没有高血压这个名称的，根据高血压的症状表现多归到眩晕、头痛的范畴，有肝阳上亢引起的，有痰湿中阻引起的，有阴虚阳亢引起的等等。

如果是肝阳上亢，就采用育阴潜阳的方法，让阳气往下降下来。这类病人通常会伴有头晕头胀、脾气急、耳鸣、脸红、头顶发热等症状。我曾有这样一个患者，他是一个企业的负责人，平时工作紧张，压力大，生活没有规律，年纪轻轻就患上了高血压。经西医大夫诊治服用降压药后，血压虽然降下来了，但是头胀、头晕、乏力的症状却不见好转，平时他性格比较急躁，腰酸，舌体胖，苔白腻。对于这种阳气亢张于上的高血压，在治疗时要上清下滋，清补并施。我给他总共治疗了3个月的时间，患者的血压由原来的高压180毫米汞柱/低压120毫米汞柱降到了高压110毫米汞柱/低压80毫米汞柱，精神状态也很不错。

如果是由痰湿中阻引起的高血压，说明血管里的血已经变得黏稠了，这时候就要化痰祛瘀。我们可以简单把血压理解为血管中的压力。血管为什么要有压力呢？打个比方，我们知道水往低处流，如果你家住在 8 楼，水泵却在 1 楼，想要水龙头出水，水泵就要施加足够的压力才行。我们身体也是如此，心脏泵出的血液要想输送到全身各个角落，一定要提供一定的压力，否则血液循环就无法正常进行。这个压力有一定的范围，正常血压是收缩压（高压）90~140 毫米汞柱，舒张压（低压）60~90 毫米汞柱。不过，如果这时候血液黏稠了或是供血量不足了，心脏就会加快跳动以增加压力，以便排除循环障碍，促使血压到达肢体的末端。

从这个角度看，高血压好像是好事，起码压力的增强是为了我们身体的各个角落能得到血液的滋养。但是如果高血压得不到控制，心脏一直拼命工作加大血压，心脏就会因为过劳而出现问题。而且血压太高了，血管万一扛不住这种压力，血就会从薄弱的地方冲开，比如人的脑血管，从而导致脑出血一类的严重疾病。

痰湿中阻引起的高血压有个特点，那就是低压特别高，并且低压和高压之间的差距比较小。为什么这样说呢？高压（收缩压）其实是心脏泵出的血对血管壁产生的压力，而低压（舒张压）是血管壁回缩时产生的压力，血脂高的人血液黏度也大，所以心脏舒张时产生的压力就会较高。

这类的高血压患者多数体形偏胖，如果把健康人的血比作清水，这类患者的血就像泥水，不加大压力水是过不去的。这时候只有让水变得清澈，推动时不那么费劲了，血压才能恢复，血管的弹性也才能进入正常的状态。冰冻三尺非一日之寒，你想把这三尺冰化开也要慢慢来。

一是管住嘴，一日三餐尽量在家里吃，而且要低盐、低糖、少油腻。

二是迈开腿，别总坐着，适当参加运动，先把超重的那些肥肉减掉，等血脂低了，血液循环的障碍减少了，血压自然也就会降下来。

◎ 高血压的艾灸疗法

如果是自我保健，痰湿中阻型的高血压患者可以通过艾灸百会穴、中脘穴、丰隆穴来达到健脾祛湿，降低血压的目的。因为受到湿浊的困扰，所以这类患者会有头胀如裹、胸脘痞闷、肢体困重等症状，舌苔常白腻。

百会穴是人体最高的穴位，它位于头顶正中线与两耳尖连线的交点处；中脘在腹部，胸骨柄的下面有个小剑突，也就是平时大家所说的"心口窝"的位置，在它与肚脐连线的中点位置就是中脘穴；外膝眼到足外踝连线的中点就是8寸的位置，然后找到胫骨前缘外侧1.5寸，大约是你两指的宽度，这里就是丰隆穴。

这种类型的高血压主要是痰湿蕴于中焦，所以清阳不升、浊阴不降，清窍失去滋养而发为眩晕、头痛。百会穴属于督脉，是手足太阳、手足阳明、手足少阳经之会，艾灸此处可以升清降浊，改善头痛、头晕的症状；丰隆穴的主要作用是可以化痰湿，不管是有形之痰还是无形之痰，都可以通过艾灸它来化解；中脘穴能健胃运脾，脾胃健运可以化解痰湿。

平时可以在这三个穴位上用艾条进行温和灸，如果觉得总拿着艾灸太累了，也可以用艾灸架来固定。

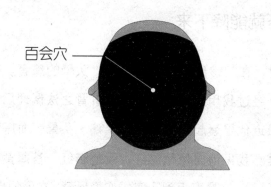

百会穴

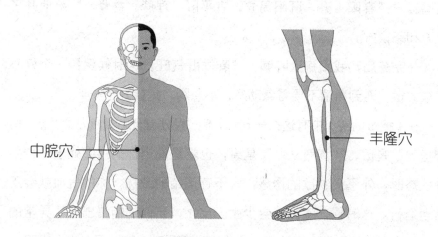

中脘穴

丰隆穴

痰湿中阻型高血压的艾灸法

取穴： 百会穴、中脘穴、丰隆穴。

操作： 采用艾条温和灸法，每穴灸 15~30 分钟，每日或隔日
灸 1 次。7~10 次为 1 疗程。

功效： 健脾胃，化痰浊，降血压。

◎ 不着急，血压就能降下来

初春乍暖还寒时，在门诊部经常遇到头痛、头晕的患者。有个患者患有高血压多年，经过我用运脾化湿、调补肝肾之法调理后，病情一直比较稳定，但最近他早晨起床后又出现头痛、头晕、血压不稳的症状，特来寻求调理。我见他面色稍浮红，舌质暗红，苔薄黄腻，脉沉弦滑，心中便有了计较，这是春天到了气候变换所致。在他的病历中，我写道："春阳上升，肝阳易亢，宜平肝、理脾、益肾。"给他开了处方和茶饮方。

开完药后，我跟病人叮嘱："春季肝气旺，这时候保持一个好心情很关键。遇到事情不要着急动怒，不急躁，病就好了一半。"

在《黄帝内经》中有这么一句话，叫"恬淡虚无，真气从之"。"恬淡虚无"是因，"真气从之"是果，也就是说当你的内心处于一种平静状态时，外不受物欲的诱惑，内不存情绪的激扰，你的气血就会正常地运行。这时候，疾病就会少生。反之，当你的情绪出现了异常的变化，体内的气血就会因此产生逆乱，进而导致疾病。很多人会发现，自己一旦无法控制情绪，发怒了，血压就会很快上来，人也会感到头晕、头痛。这个时候一定要进行适当的心理调适，学会自我释放压力，缓解不良的情绪。

我曾遇到一位男性患者，体丰形壮，脾气波动比较大，总是因为生气引起血压升高，平时还经常头晕脑胀、面色浮红。对于这样不容易控制自己情绪的病人，可以做一些简单易行的锻炼，来缓解自己的心情。我让这个患者每天早、晚按照下法练功，经过一段时间治疗和锻炼，患者反映良好。

方法很简单：双足与两肩平宽，呈半蹲式，背靠墙壁或桌椅，两手平举，成弓形，两眼自然闭合，微露一线之光，舌抵上腭，排除杂念，意守丹田，缓慢呼吸，每次练功5~10分钟，早晚各练1次，能够移精转气，集中注意力，从而使血压下降。

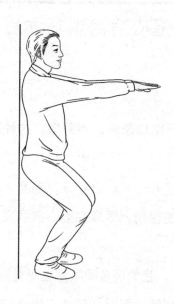

老年患者也可通过运动的方式来缓解精神上的压力，有些人爱跳广场舞，挥挥手、跺跺脚，跟着音乐做锻炼，这就很不错。我平时喜欢散步，冬天时就在室内走走，平时也爱练半小时左右的八段锦。做完运动，心情和身体都会变得舒畅。除了运动外，你还可以多试一些方法，比如写字、看书、听音乐等。总之，找到适合自己兴趣的活动，这样可以保持良好的心境。

6.不是每个冠心病患者都要活血化瘀

——冠心病的调理方法

很多人觉得自己胸口憋闷、不舒服。这种不舒服有时候是脾胃部的感觉，觉得胀满不消化，但有时候是胸闷的感觉，这时候如果做个检查，多数是患上了冠心病。近年来，随着人们生活水平的提高以及冰箱等现代化电器的使用，湿邪在冠心病的发病中也起着越来越多的作用。

20世纪70年代，我的很多同事都在研究活血化瘀法治疗心脏病，而且也取得了一定成绩。但是，只要一提心脏病就用活血化瘀，这样的做法有点矫枉过正，容易忽视其他的治则、治法。中医治病讲求辨证施治，一味地"活血化瘀"致使有些病的疗效不理想。当时有一位心律失常的病人，经过中西医的治疗后，病情已稳定，可刚出院病又复发了。我发现病人有湿热中阻、上遏心阳、气血失畅的症状，通过查舌苔和把脉也发现与之相符，依此辨证，用了温肺化浊，清热除湿的治法，方用甘露消毒丹变通。

服药后几天，患者很快恢复了健康，之后随访一年再也没有复发。

这个病案给了我很大的触动，这说明一种病按照成因和临床表现应有不同的证候之分，自然也有不同的治法。

许多冠心病患者，总是在阴雨天、饱餐后或是腹泻时出现心绞痛，我依据辨证通过调理他们的脾胃，也能很好地缓解心绞痛的发作。所以，从 20 世纪 70 年代开始，我就开始了冠心病从脾胃的研究，经过近几十年的不断完善，调理脾胃治疗冠心病的方法已被越来越多的同道认同和接受。

总之，不管是什么病，只要紧扣"辨证论治"中医这一活的灵魂，做到灵活变通，不少疑难病症是有治愈可能的。正如我们常说的一句话："言不可治者，未得其术也。"

◎ 一阴天下雨就胸闷，多半是湿邪引起的

1991 年 6 月，我治疗过一位李姓病人，男，56 岁。自述已经阵发性胸闷、胸痛 5 年，加重 1 个月，曾经在阜外医院被确诊为"冠心病、心绞痛"。之前服用异山梨酯（消心痛）、硝苯地平（心痛定）等药物治疗时，效果不错。但是最近胸痛加重，服用这些药物已经不能控制。尤其是每逢阴雨天及天气闷热时更为难熬，一天常能发作 3~4 次，休息后也不能减轻，必须服用硝酸甘油才能缓解。我看了看他舌苔，发现舌质暗淡，舌体较胖且有齿痕，舌苔白厚腻。结合他伴有的肢体沉重、头部昏沉、口部黏腻、脘痞胀满等症状，我判定这病属于中医上的胸痹，是由湿浊痹阻引起的。

中医认为体内水液代谢异常，极易引起湿浊蓄积。湿最能阻碍身

体中气的运行。就像下雨前，空气湿度高，气压就低，各种气的流动像是停顿了一样。湿浊蕴结在胸口，导致胸中的阳气无法舒展，血液运行迟缓了就会胸闷气短。阴雨天的时候，外界的湿气也重，气压偏低，更会加重病情。

水湿的运化主要是由脾完成的。所以针对这个病人的治疗要醒脾化湿，我用了三仁汤化裁组方。7剂后症状大减，再进10剂后患者周身舒适，胸部憋闷疼痛减轻，之后药方稍加调理，病人的胸痛消失，其他症状也没有了。

中医把致病的外因归结为风、寒、暑、湿、燥、火六大类。现代人多处居室内，冬有暖气夏有空调，受其他五类外邪入侵的机会大减，而湿邪独盛。夏天该出汗的时候因为用空调导致汗液瘀积体内。酷暑时节，人们贪图冷气，爱喝冷饮，爱吃凉菜。殊不知，久而久之，外则损及体表的卫气，内则寒伤脾胃之阳，导致功能减退，而湿邪独留，阻遏心之阳气，诱发冠心病。

这类病人可以用前文我们讲过的三仁粥来调理，也可以试试藿荷蔻仁鲫鱼汤。鲫鱼能平降胃气，调和脾胃，补益五脏；藿香梗和荷梗配合，能够调理气机升降，很好地达到祛湿效果。再配上白蔻仁和竹叶，对于湿浊蕴结型的冠心病非常有益。

藿荷蔻仁鲫鱼汤

【材料】白蔻仁 2 克，藿香梗 3 克，荷梗 3 克，鲫鱼 1 条。

【做法】将白蔻仁、藿香梗、荷梗洗净，在冷水中浸泡半小时；鲫鱼洗净，清除内脏，与白蔻仁一起放在瓦罐或者砂锅中煲煮，半小时后放入藿香梗和荷梗，也可放几片新鲜竹叶，继续煲 10 分钟即可。

【用法】吃鱼喝汤。

【功效】调理脾胃，祛湿浊。

如果冠心病患者平时容易疲劳，舌头胖大有齿痕，气短，劳累时容易发作心绞痛。这种情况可以喝点黄芪山楂茶。

◎ 吃是人生头等大事——冠心病患者怎么吃

孔子说："饮食男女，人之大欲存焉。" 吃是人的本能，吃饭也是人类的第一等大事。对于心脏病患者而言，要怎么吃呢？

有这么一位患有冠心病的老人，平时孩子都不在身边，一到周末，儿女、孙子、外孙一大家子就聚齐了。老两口高兴，就做了很多菜。儿女孝顺，说爸妈你们这么辛苦，晚上可要多吃点。结果，吃多了以后老人心绞痛发作了，赶紧就叫 120。

吃多了为什么会引起心脏病呢？

其实道理很简单，脾的运化功能，有赖于心阳的温煦，所以冠心病患者多数脾功能较弱。如果吃进去很多东西，食物就运化不了。五行中，脾属土，心属火，心火生脾土，心是脾的母亲，脾是心的儿子。如果儿子（脾）的负担过重就会从母亲（心）那里借力量，这叫作"子盗母气"，心气被夺了，心脏病就容易犯了。这就是为什么老人吃撑了容易引发心脏病的原因。20世纪70年代，我就曾用调理脾胃的方法来治疗冠心病，取得了很好的效果。

所以，心脏病患者平时一定要懂得保养脾胃，尤其是对于老年患者而言，懂得节制，你就伤不了脾胃。平时要少吃鸡蛋、年糕、糯米一类的食物，这些黏腻的食物不好消化，容易生痰湿，阻滞中焦。另外，晚饭也要少吃点。有的老人喜欢跟着家里年轻人的习惯吃饭，早晨和中午孩子都上班了，自己在家随便凑合吃两顿，晚上孩子下班了做点好吃的，这种习惯很不好，会增加心脏病的发作几率。很多孝顺的儿女，有时候孝顺过头了，让长辈们吃撑了，吃坏了，结果好心办了坏事。

另外，吃饭时要细嚼慢咽。因为老年人本身消化能力就弱，食物在嘴里经过充分的咀嚼后，一是有利于食物中营养成分的吸收，二是可以促进唾液分泌，帮助消化，减轻胃肠负担。

7. 轻松应对"百病之源"

——糖尿病的调理方法

很多人在体检的时候被告知，血糖偏高，得了糖尿病。血糖成了人们唯恐避之不及的一个东西。其实血糖原本是人体必不可少的营养物质，是我们身体的能量来源。几十年前，生活条件没现在好，若是遇见有人因为营养不良晕倒时，有经验的人就会赶紧喂他喝上一杯糖水，喝完后这人就缓过神来。不过，如果我们身体的代谢机能出现了问题，血糖不能被吸收和消化掉，它们就会出现在尿中，并被排出体外。

我们的血糖就像汽车里的汽油，如果这辆车各部件都完好，汽油就会燃得彻底，没有黑烟，车跑起来就会很快。反之，假如汽车发动机老化，零部件陈旧，车不但跑得慢，稍微上个坡就会冒黑烟。那些冒着的黑烟和燃烧不彻底的油垢，就好像尿糖、尿酸等身体病理产物一样。汽车冒黑烟了，我们不能怪汽油，同理，糖尿病病人也不能盲目降血糖，而是要去提高人体的代谢能力。

最近这些年，随着人民物质生活条件的改善和生活方式的改变，糖尿病的发病率也出现了显著增长。通过这几十年的临床经验，我发现当代糖尿病患者中湿热阻滞的病机特点十分突出。这种类型的糖尿病患者通常体型偏胖，平时爱吃肥甘厚味，伴随着高血脂、高血压、肥胖等一系列的代谢异常，多有口干口苦、食欲差、倦怠、肢体沉重、舌苔黄腻等湿热内阻的表现。

知识链接

湿热内阻型糖尿病的特点

【主症】脘腹胀闷、口渴少饮、食少纳呆、大便溏而不爽，
　　　　舌质红，苔黄腻。

【次症】肢体困重，身热不扬或汗出不解，腹胀满，恶心欲呕，
　　　　身目发黄，脉濡缓。

【备注】2~3项主症（舌象必备）加2项次症即可判定。

解释一下，这里"肥甘厚味"中的"肥"指的是高蛋白、高脂肪的食物，"甘"指的是甜味的食物，"厚味"是指味道过于浓重的食物。现在生活条件好了，饭食也越来越好，在美食面前很多人一不留神就容易吃过头。早在《素问·奇病论》中就有"其人数食甘美而多肥，肥则令人内热，甘则令人中满，故其气上滋，转为消渴"的认识。过食辛辣、烟酒或过服补药，也容易让人体内生湿生热，久之就有可能引起消渴。《千金方》中就明确指出："凡积久饮酒，未有不成消渴者。"

40岁的韩先生是一名企业的经理，平时因为工作需要喝酒应酬较

多。2003 年 7 月 25 日，他因为头晕乏力来找我看病。韩先生说，5 年前他就出现了头晕头沉的症状，同时身体还觉得特别乏力，睡眠质量差，去医院检查后，并没有颅内及脑血管异常，服用了很多药物后效果都不太好。最近半年，他发现自己血糖升高了，空腹血糖达到 8~10 毫摩尔 / 升，血脂也明显升高，但并没有服药治疗。现在有了空闲，特意找我帮着调理一下。

我查其舌质暗，舌体胖、边有齿痕，舌苔黄腻有花剥，切脉时左沉弦，右沉细。综合他脘闷纳呆，口干发黏、不多饮，小便时有涩痛，大便时溏时结的症状，我辨证他是湿浊阻滞、清阳不升引起的，所以给予清化湿热、升清降浊的处方，用到桃杏仁、荷叶、柴胡、蝉衣、天麻、炒苏子等药，并且告诉他节制饮食和烟酒，避免生冷食物。之后几次诊病，又根据他的不同症状，稍微调整了药方。

如此治疗了将近 3 个月，韩先生的诸多症状均见改善，精神和体力明显恢复，血糖和血脂也一直保持在正常的水平。

对于湿热证候的糖尿病，我平时习惯根据湿热的偏重，用藿朴夏苓汤、甘露消毒饮、黄芩滑石汤加减治疗。如果是自我保健，日常可适当喝点儿荷叶决明饮。

荷叶决明饮

【材料】荷叶、决明子、炒薏仁适量。

【做法】将三药一起放入锅中煮水。

【用法】代茶饮。

【功效】三药相配可以升清阳、祛湿、降脂。

荷叶性平,利湿,可升清阳;决明子性寒,有清肝明目、降脂的作用;炒薏仁味甘淡,性凉,有利水渗湿,健脾止泻的功效。三药同煮代茶饮,比较适合肥胖型的糖尿病人。

◎ 得了糖尿病,怎么吃

有的患者来看病时告诉我:"大夫,我听说得了糖尿病很多东西都不能吃,您有什么意见?"我告诉他,你想吃什么的时候都可以吃点,但是一定不要多吃,尝尝就行。"中医"里的"中"字我认为体现了一种中和的思维。在治病时,调理人体阴阳,"阴平阳秘,精神乃至";在指导人的生活上,则要求凡事不过度,不必过于拘泥于各种标准食谱。食物搭配上平衡一点,比如你在吃肉的时候可以夹点生菜,荤素都有,这样营养丰富。

中医里有个观点叫"胃以喜为补","喜"就是吃了舒服,"补"可以理解为消化吸收。这句话我们可以理解为,身体喜欢的食物,脾胃才能更好地吸收运化。相应地,我们口味的改变,实际上可能反映了身体的需求。比如,有些孕妇肝血不足了,就会变得特别想吃酸的;胃寒的人喜欢喝点热汤,吃点偏辣的食物;有肝胆疾病的人比较讨厌油腻的食物。

有的糖尿病患者特别想吃西瓜、糖块一类的甜的东西,但是因为自己有糖尿病,就是不吃,结果某次吃完了降糖药后,突然就低血糖了。

这就是身体不平衡造成的，所以，原则上糖尿病患者在饮食上没有那么绝对的禁忌，但是浅尝辄止，多了肯定就会造成伤害。甜味的食物吸收很快，所以在饭前最好不吃，也包括水果，饭后待会儿再吃。

另外还有一点，就是注意食物的烹饪方法。比如有些糖尿病患者年纪大了，这时候要避免过寒过热的食物，可以把苹果、橙子类的做成果酱吃；有三消症状的病人，要少吃燥热的食物，尤其是油炸类的，这样的目的是避免食用后令人口干舌燥。像一些鸡鸭鱼肉，就可以用蒸煮的方式烹调，这样做比炸炒的烹调方式更好。

在这里也告诉读者朋友们，不要把糖尿病看得那么可怕。在通过中药调养的基础上，只要你能够合理膳食，配合着一些运动，各项指标是能够得到有效控制的。

◎ 扁鹊三豆饮——辅助治消渴

据传，扁鹊三豆饮是名医扁鹊发明的，不过最早的记录是北宋庞安时所写的《伤寒总病论》，书中说其可"补肾健脾，清热利湿"。我根据药食同源理论，结合长期临症观察，发现用扁鹊三豆饮加减作为消渴病人的辅助饮料，常能提高疗效，缩短疗程。

这个饮料的方法很简单，原方中有绿豆、赤小豆、黑豆和甘草。不过，糖尿病及湿病患者忌甘，所以我把甘草去掉了。做法就是用绿豆、赤小豆、黑豆各30克，水适量，煮到烂熟，适量食豆或者饮汁，可以当作早饭来吃，也可以当作辅助饮料。

扁鹊三豆饮

【材料】赤小豆、绿豆、黑豆各30克。

【做法】将诸豆浸泡,待豆展后用慢火煎煮至豆极熟,将汁存于瓶中。

【用法】豆可食用,渴作茶饮,

【功效】清热解毒、止消渴。

这三种豆子都有止消渴的作用。绿豆,味甘性寒,无毒,行十二经,可清热解毒,消肿下气,止消渴;赤小豆味甘酸,性平,有清热解毒,散恶血,消痈肿排毒,止消渴的作用;黑豆,味甘寒,性平,无毒,能利水下气,活血解毒,止消渴。这样服用后,可以帮助机体代谢。当然了,在消渴病的治疗过程中,还是以中医药为主,此方为辅。

消渴因为肺燥、胃热、肾虚病因的不同,有上、中、下三消之分,我们也可以结合自己的不同症状,在医生的帮助下调整三豆的比例,增加一些其他药物的配比。

8. 来时如风，疼痛突然发作

—— 痛风的调理方法

痛风其实是一种古老而又常见的疾病。早在 700 多年前，元代的名医朱丹溪就在他的《格致余论》中列出了"痛风"的专篇。有人说了，痛风属于代谢疾病，中医过去没有检验手段，不能化验血中尿酸的含量，怎么可能跟现代所说的痛风一样？

为了调查这一问题，我特意请人帮忙复印了朱丹溪家乡义乌县的县志，去了解朱丹溪所处的时代背景、当地的地理环境、气候条件、民众的生活水平等。通过各种调查，我发现：第一，当地河水纵横，居住环境潮湿；第二，气候炎热；第三，民众生活优裕，当地人爱喝酒，爱吃鱼虾等各种海味。综合地理环境、气候特点、生活习惯、嗜食酒肉厚味等这些因素，不难看出当地是具备痛风发生条件的。在朱丹溪所在的时代，虽然没有检验手段，但他提出的"血中污浊"的病因与现代医学所说的血尿酸增高有相似之处。

痛风这种病有个明显的特征，就是喜欢夜间发作，很多人都是在睡眠中被疼醒的。这种肢节的剧烈疼痛常被描述为"被老虎啃咬"一般，因此古时又称为"白虎病"。疼痛的部位主要在人的关节处,尤其是脚趾关节。中医讲,通则不痛,痛则不通。既然脚趾关节疼痛,那就说明这里不通了。大家可以把人体的水液代谢想象成一条条的河流,河流最容易在什么地方堆积垃圾,出现瘀塞呢?是在河道的拐弯处。同样,痛风患者容易在关节处出现红肿疼痛也就不难理解了。另外,湿为阴邪,其性趋下。如果你有下焦湿热,那湿热之邪就容易沿着足太阴脾经下注到公孙穴等部位,所以很多人最初都是在大脚趾附近出现红肿疼痛。

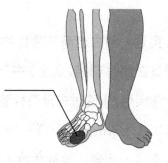

很多痛风患者都是先从脚部的大脚趾附近出现红肿疼痛的

痛风发病可以分为急性期和慢性期。在急性期多属于湿热阻络,应当治其标,可用清热祛湿、活血通络之法,缓解患者的痛、肿。常用药物有:生薏苡仁、丹参、虎杖等;在慢性期多为脾肾两虚,无力排污泄浊,所以要扶正祛邪;以健脾益气,补肾通络,疏风定痛为治疗方法。常用药物有:黄芪、丹参、防己、晚蚕沙等。

对于有关节红肿热痛等症状的痛风病人,可以试着用一些外治法,缓解病痛。

痛风的熏洗疗法

【**材料**】皂刺、透骨草、鹿含草、防己、防风、炙乳香、没药等。

【**做法**】用水煎后，先熏蒸，再浸泡半小时左右，每日2~3次。

【**功效**】活血通脉，软坚散结，消肿止痛。

痛风这种病跟人的饮食有很大关系，比如有些痛风病人爱吃海鲜、动物内脏，爱喝啤酒、冰冻饮料。朱丹溪在当时虽然没有明确提出忌食某些食物，但却提出"更节厚味自愈矣"的见解，这与现代医学要求避免高嘌呤食物不谋而合。

我曾有个痛风病人，年纪轻轻就把事业做得有声有色，因此应酬也很多。每次应酬过后，他都明显感觉自己痛风在加重，因为管不住自己的嘴，病情总是反反复复。所以也提醒大家，对于痛风、高血脂一类的代谢疾病，一定要管住嘴，迈开腿，做不到这些，吃再多的中药也没用。

9.外面一变天，关节就遭罪

——风湿病的调理方法

有一个老太太，患有风湿病多年。她的两条腿比天气预报还灵，只要快变天了，腿关节总会肿胀疼痛，非得等到天气晴朗时，关节才会又变得舒服一点。就诊时，她自己叹着气说："我这身体全看老天心情了，老天只要一翻脸，我这身体里也跟着阴沉沉的，关节难受得要命。"

其实不单是这老太太，很多老年人都有这样的体会，这可以说是人与天地之气"同气相求"的表现。

那该怎么办呢？要想解决这一问题，咱们先来看看风湿病是怎么回事。

风湿病在命名上，经历了"痹证→痹病→风湿病"的过程。从病名上来看，我们也知道这个病跟湿脱不了关系。

我有一个习惯，每次去一地讲学或诊病时，都要先了解当地的气候环境、风俗人情、饮食结构等信息，用以考证这些因素与当地常见病和多发病的关系。2005年5月，我去瑞士的索伦托市，指导那里的中医专题讲座。我发现瑞士的环境可以用"四多一少"来概括——山多、云多、雨多、雪多，太阳少。冬季比较长，一年只有四个月可以放牧和耕种。

从意大利吹来的东南风十分冷劲，而从德国吹来的风，湿度又很大，在那里想连续几天见到太阳是一件很奢侈的事，因为气候潮湿，所以患有湿疹、风湿性疾病的人比较多。有一位朋友说，在瑞士有句谚语："过60岁的人，早晨起来后，如果身上没有疼痛，那这个人一定是死人。"说明在当地的老年人群中，风湿性关节疾病属于多发病。

从这一现象可以看出，风湿病的出现跟人所处的环境有很大关系。但是，为什么生活在同一环境下的两个人，有的就患上了风湿病，有的人就身强体壮呢？

明代李梴的《医学入门·痹风》记载："痹属风寒湿三气侵入而成，然外邪非气血虚则不如。"说到底，风湿病的内因跟人自身的身体状况有很大关系。气血充足的人，身体就像坚固的高楼大厦一样，百邪不侵；气血不足的人，则像一个茅草屋，外面下大雨，里面下小雨，外面刮大风，里面刮小风。因此，在治疗风湿病的时候，不仅要祛除外邪，更重要的是要提高人的抵抗力。

对于关节炎的患者而言，我平时开完方子后，除了叮嘱他们注意保暖外，也建议他们配合一些功能锻炼，有时也会亲自给病人演示锻炼方法。当然了，锻炼时也要根据自己的体质、病情的变化来选择。刚开始的锻炼不要运动量太大，必须要循序渐进，必要时可以请医生或者相关人员指导一下。有的病人得了腰椎间盘突出，听别人说做弯腰动作对腰部好，也不顾自己的病情，每天弯腰锻炼，结果越练腰部越疼，甚至腰部活动受限。这就是没有选对锻炼方式所致。

对于风湿病病人而言，如果是在急性发作期，关节一般会出现严重肿胀，这时一定要卧床休息，抬高患病的部位。一般病情严重的休息1~2个星期，中度的休息5~7天。当病情缓解了，你就可以做一些床上的功能锻炼，比如干洗脸、鸣天鼓等。如果病人的病情稳定，可以行走的，则可以练习八段锦。

◎ 兵马未动，粮草先行——治风湿别忘了调脾胃

风湿病如果主要是因湿而起，病人有个显著的特点：关节酸痛、麻木不仁。

"酸痛"比较好理解，湿邪会影响气血的运行，因此病人会觉得肢体关节很沉，弯曲或者伸展不利，而且关节的痛处固定，不会四处游走。

"麻木不仁"的意思是肢体麻痹，这是什么感觉呢？有的病人就诊时说自己膝盖处麻，像很多只蚂蚁一起爬过一样；有的病人则觉得皮肤表皮变厚了，触觉上变得迟钝；还有的人觉得皮肤外面像裹了一层衣服一样不爽利。

如果遇到寒冷刺激或者雨天气候潮湿时，这种酸痛和麻木的感觉还会加重。因为是湿邪引起的，所以病人一般还兼有脘痞、腹胀、大便黏滞、苔腻等。治疗这类风湿病除了祛湿之外，还要着重调理脾胃。

有一位张女士，最近两年有关节酸痛的症状，而且全身都觉得沉重。后来去医院检查，被诊断为类风湿关节炎，在服用吲哚美辛、保泰松

一类药物后没有好转。最近天气阴霾多雨，她因为双肩关节的疼痛加剧而来就诊。

我问她："关节的酸痛是固定的，还是到处游走？"

她说："没有移动，疼的都是固定的位置。"

为什么这么问呢？其实主要是借此判断一下她的痹证感受哪种邪气更多一些。

《黄帝内经》上说，风寒湿三气杂至，合而为痹。

如果风邪厉害的，那就叫风痹，这时患者的疼痛是游走不定的，多伤人上部。

如果湿气厉害的，那就叫湿痹或者着痹，患者多会感觉肢体关节沉重疼痛，屈伸不利，肌肤麻木。

如果是寒气厉害的，那就叫寒痹，寒主收引，不通则痛。这种关节痹痛会很痛，痛时有固定的地方，局部或者全身有冷感，如果热敷一下会变舒服，遇到寒气则会加重。

这位患者的关节沉重酸痛，而且痛处不移，结合她脾胃不适的症状显然属于湿痹。另外，当时虽然是夏天，但病人却怕冷、怕风不出汗，我分析其表邪尚在。所以，初诊时以祛风散寒，健脾除湿之法治疗，拟麻黄加术汤合麻杏薏甘汤加味。服药后，患者微汗出，恶寒除，疼痛也稍减。我考虑到患者患病已有两年，有脾虚湿困之症，所以在二诊和四诊时主要以健脾益气为主，治其根本，一共治疗1月余，患者终获康复。

有的病人稍懂中药，拿着方子纳闷地问："大夫，我吃了很多治风湿的药都不管用，您这方子是调理脾胃的，为什么我吃了后关节疼痛减轻了呢？"

我跟他说，不要被风湿病牵着鼻子走，而要看真正的病机在哪儿。很多患者长期大量地吃药，把脾胃都吃坏了，临床上也会出现不思饮食、腹胀、大便黏滞等。而中医讲，脾主运化，如果脾气健运，有了湿邪也能把它运化出去。相反，如果脾虚，不但运化不了水湿，连服用的药物都发挥不了药力。有句话叫"兵马未动，粮草先行"，所以对湿邪重的风湿病，治疗时要修复好脾胃这个粮道。

◎ 关键穴位拔上一罐

湿痹在治疗的过程中，除了内服中药外，也可加入针灸、按摩等方法。新中国成立初期，为了推广针灸疗法，我曾带针灸医疗队，到山东、河北、东北等地开展医疗、教学工作，当时治病多针药并用。针刺不便家庭保健，有湿痹之症的患者可以采用按摩、艾灸或者拔罐的方法。

在这里为大家介绍两个穴位：丰隆穴、中脘穴。

丰隆穴属于足阳明胃经，能调理脾胃两大脏腑，有除湿祛痰的作用。它的位置还是比较好找的。先找到我们的足外踝，即脚部外侧的高点，再找到外膝眼，取二者连线的中点；再找到腿上的胫骨，胫骨外侧1.5寸约2指宽的位置，和刚才的中点齐平的地方即是丰隆穴。

中脘穴为胃的募穴，又为腑会之所。我们知道脾胃互为表里，二者共同协作可以化体内水湿，所以在中脘穴拔罐可以健脾祛湿、和胃理气。找中脘穴时，先找到胸骨剑突的位置，在这里肋骨开始分叉，从剑突到肚脐连线的中点即是中脘穴。

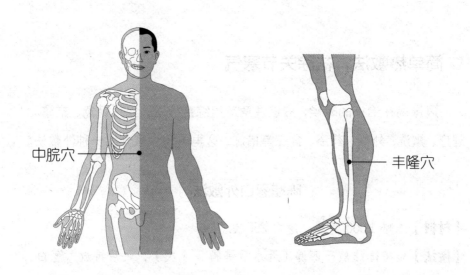

中脘穴

丰隆穴

湿痹的拔罐疗法

【取穴】丰隆穴、中脘穴。

【做法】将棉花棒蘸75%酒精点燃，在罐内绕一圈后快速抽出，立即将罐按在穴位上，吸住后马上拔下，再吸再拔，如此反复3分钟左右。此拔罐方法称为闪罐。

【功效】健脾祛湿。

闪罐始终不停地吸附并刺激穴位，所以比普通拔罐的效果好。丰隆穴因为在腿上，所以要选用小一点的罐子。拔罐所用的罐具要选用玻璃罐，家里如果有水果罐头的玻璃瓶也可以。另外，在拔罐的时候一定要注意玻璃罐口是平滑的，免得划伤自己。

◎ 简单热敷法，祛除关节寒气

风湿病在治疗的时候，应该注意运用综合疗法，包括针灸、推拿、理疗、熏洗、外敷、药浴、食疗等措施，这里再为大家介绍一种外敷法。

陈醋葱白外敷法

【材料】陈醋 1500 毫升，葱白 250 克。

【做法】先将陈醋煎三四沸（开水后沸腾 3~4 次），之后再放入葱白，煎一沸后过滤掉葱白。

【用法】将数层纱布蘸药汁后热熨。

【功效】化瘀止痛，缓解关节僵硬。

★在热敷之前可先在关节皮肤上涂抹少许植物油，以防止药物烧灼皮肤。

陈醋和大葱不仅是我们生活中常用的调味之品，而且还能防病治病。醋的发明同酿酒有很大的关系，相传夏朝的杜康发明了酿酒技术，他的儿子在一次酿酒中无意间将酒糟泡在缸里，结果在第 21 天揭开缸盖一尝，竟然香气浓郁，酸中带甜，这就是醋的第一次亮相。后来这种做法很快传播开来，因为是"二十一日"发酵而成，因此造一字称为"醋"。现在还流传着"酿酒不成反成醋"的典故。

醋性平，味酸甘，具有活血化瘀、散寒止痛的作用。《本草纲目》中称，醋能治诸疮肿块、心腹疼痛、痰水血病及诸虫毒气。葱性温，味辛辣，入肺经、胃经，具有解表散寒、通阳抑菌之功效。明代李时珍说："葱乃释家五荤之一，生辛散，熟甘温，外实中空。肺之菜也，肺病宜食之。"葱的全身均可入药，这里用的是带须葱白，外用有散寒发汗的作用。

陈醋和葱白合用热敷，可令局部皮肤产生温热现象，祛除寒凝、通痹止痛，这一方法既借助了葱白温经散寒、祛风除湿的作用，又利用了醋渗透进肌肤，起到活血化瘀止痛、缓解关节僵硬的良好作用。

10. 腰好你才站得直

——腰疼的调理方法

现在很多人都有腰疼的症状，有的人一来诊室就说："大夫，我肾虚。"我问他："你怎么虚了？"他说："我腰疼。"

腰疼就是肾虚吗？其实这是大家的一个误解，临床上有相当一部分的腰疼不是肾虚引起的，也不是腰椎损伤，而是受了寒，受了湿。

有这么一位男士，来诊时说自己腰疼，不能转动。这种疼不是真的疼，而是又酸又沉，在腰的两侧，连着大腿根。有的大夫说他是坐骨神经痛，有的说是腰椎有问题，可他拍了片子，腰部也正常。又有医生怀疑是风湿免疫的问题，他查了血沉后也不高。于是，这病人也迷茫了，自己这腰疼到底是怎么回事呢？

问诊时得知，这位男士在北京建筑工地上干活，因为夏天太热了，所以他经常吃冰棍之类的凉东西。晚上睡觉时，喜欢把凉席铺在地上，这样睡觉凉飕飕的，觉得特别舒服。而且，为了能多攒点钱，他住在地下室，环境比较潮湿。其实，病人之所以腰疼就是因为他久居湿地，过食寒凉之物，以致寒湿入体，引起了腰疼。

这种腰疼在中医上称为"肾着"，这里的"肾"指的不是肾脏，而是指跟肾相应的腰的部位；"着"是指重浊留滞，留在这个位置。"肾着"说白了就是停留在腰部的湿邪。这个病在过去民间被称为"疯狗腰"，以此来说明病人的腰硬，不能做小半径的转弯。

◎ 肾着腰疼和腰椎病、肾虚腰疼的区别

有的来看病的人说，我这腰疼不知道怎么回事，我今天去打球，觉得腰挺舒服的，可我要是在办公室坐一天，腰就疼得不能动。这就是肾着腰疼的一个特点，一开始病人活动不利，但是越活动越舒服，尤其是如果经过热敷会变得更舒服。而腰椎病造成的腰疼，无法长时间活动，也无法拎重物。之前有个病人要去出差，整理完行李后想拎下看重不重，可就是这么一下让她直接就跪地上了，最后卧床休息了一个月才好。

肾着腰疼的病位浅，所以如果你问他哪里疼，他往往说不清固定的位置，可能这一片都有酸疼的感觉。而腰椎病引起的腰疼有固定的痛点，他能明确告诉你"我就这儿疼"，尤其是当他转动腰部的过程中，一旦转到某个位置，疼痛就会加重。

跟肾着腰疼相比，肾虚引起的腰疼服用补肾药如六味地黄丸、金匮肾气丸后，腰痛会缓解，而肾着腰疼则无效。而且，肾虚腰疼只要稍微休息就会缓解疼痛，而肾着腰疼则是越休息越痛。

知识链接 •

肾着腰疼的四大特点

◆凉：腰间冒凉气，热敷后症状减轻。

◆重：有沉重感，犹如腰间缠绕五千铜钱。

◆困：转侧不利，长时间不动则病情加重。

◆酸：并非运动后的肌肉酸胀，活动后症状减轻。

◎ 肾着腰疼的内服方：宣木瓜茶

"肾着"这个病名首见于《金匮要略》。

"肾着之病，其人身体重，腰中冷，如坐水中，形如水状，反不渴，小便自利，饮食如故，病属下焦，身劳汗出，衣里湿冷，久而得之，腰以下冷痛，腹重如带五千钱，甘姜苓术汤主之。"

这个病怎么治呢？张仲景给出了一个方子叫甘姜苓术汤，有温中散寒、健脾除湿的作用。有人可能要问了，腰部的寒湿我们为什么不从肾着手而是去健脾呢？中国有句话叫"兵来将挡，水来土掩"，所以中医治疗时，"补土以治水，散寒以渗湿"。

甘姜苓术汤里用到了四味药：干姜、炙甘草、茯苓、炒白术。干姜能治湿吗？如果你有疑问，咱们不妨听听古人的声音。《神农本草经》说："干姜，味辛温……逐风，湿痹，肠澼，下利。"《说文》云："姜，御湿之菜也。"从这些记载来看干姜，治湿是其本分。炙甘草调和诸药，有补脾补虚缓中的作用，还可以防止干姜的辛温的燥烈之性；茯苓可健脾渗湿，还有宁心安神的作用；炒白术有健脾的作用，如果湿浊特别重，可以改用炒苍术。

甘姜苓术汤要在医生指导下灵活运用，自己不要贸然服用。有肾着腰疼的患者可以在家服用一个简化方：宣木瓜茶

宣木瓜茶

【**材料**】宣木瓜 10 克。

【**做法**】将宣木瓜薄片放入杯中，加热水闷泡几分钟，即可。

【**用法**】代茶饮用。

【**功效**】祛湿，通经络。

宣木瓜不是平时大家在菜市场买的木瓜，而是要在中药房里买。宣木瓜有着悠久的历史，早在《诗经·卫风》里就有"投我以木瓜，报之以琼琚"的诗句，木瓜在过去作为男女爱情的信物。中医认为，宣木瓜性温，味酸涩，有舒筋活络、祛风湿痹的作用。平时怕冷、腿爱抽筋的人也可以用此茶饮方调理。

◎ 肾着腰疼的外敷方：中药热敷包

说完了内治法，接下来咱们聊聊肾着病的外治法。很多寒湿腰痛的病人反映，总觉得自己的腰两边往外冒凉气，如果热敷一下就会舒服很多。不过像敷热水袋、睡电褥子这种方法功用较小，在这里给大家介绍一种中药热敷包。

热敷方

【材料】蚕沙 100 克，苍术 100 克，大青盐 200 克。

【做法】先将苍术和大青盐放入锅中干炒，炒到苍术发黄，大青盐烫手时就可以加蚕沙了，都炒热后即可装入布袋。

【用法】隔布或隔衣服热敷腰部。

【功效】驱寒燥湿。

苍术，辛苦温。味辛，所以就有了散的作用，而且炒起来闻着很香；苦温，苦能燥湿，温能驱寒。苍术还能燥湿健脾。

蚕沙，甘辛温。甘能够缓，能够舒筋通络，它还有芳香化浊祛湿的作用。晚上的蚕沙最好，中医叫晚蚕沙。

大青盐，比较咸。咸能入肾，而且盐可以吸收热量，但散热慢，保暖的持续时间比较长。

敷的时候一定要隔着衣服或隔着布，避免烫伤。药包敷上后，腰局部微微渗汗效果好，更容易把湿邪散出来。脾胃虚寒的人，也可以顺便敷下胃，效果会更好。不过，这个外敷方不适合平常出汗多的人，脸红容易急躁的人也不能用。

11. 癌症是人体内乱的结果

——癌症的保养方法

我们每个人身上都有原癌基因，为了管束它，我们的身体里还有抑癌基因。这就像我们中医所说的正气和邪气一样，假如我们体内正气强大，那么它抵御疾病侵袭的能力就强，身体里的异常细胞就会被免疫细胞清除。但如果我们没有足够的正气抵御邪气，那么人就会生病，当邪气特别强大而正气特别弱时，就可能变成了癌症。癌症可以说是人体内乱的结果，也就是说，在正邪抗争的过程中，邪气占了上风。

临床上有很多癌症患者舌苔都不正常，或白腻或黄腻，或有花剥苔，提示病人多有痰湿内蕴。所以，对于癌症患者而言，在修复脏腑虚损的时候，祛除身体的痰浊湿浊也非常重要。

2008 年冬天，有一个来自宁夏的女病人来就诊。她自去年进行结肠癌手术后就出现了气短、乏力的症状，已持续半年，尤其是活动后比较严重。我问她，吃得怎么样？她说自手术后，饮食上主要以稀饭为主，食欲还行，睡眠也可以。平时她月经周期正常，但量多。我见她面形有些虚胖，舌体中等，但边尖有齿痕，舌质比较暗，苔薄白滑，脉弱。综合四诊，治疗时宜健脾疏肝，祛湿化浊，解毒抗癌。处方中用到了五爪龙、太子参、炒苍术、炒白术、厚朴花、姜半夏、败酱草、醋莪术、乌梅炭等药物。

服药28天后，病人体力有所恢复，癌胚抗原值（CEA）也由原来的8.460降到了3.00，接近正常值。之后，我在原方基础上稍做调整，增加了扶正力量，继续调治。后来随访5年，病人的生活质量明显提高，病情稳定。

◎ 你不怕癌，癌就怕你

现在，很多人一听到自己得了癌症，往往会吓得手软脚酸。在人们的印象里，似乎得了癌症就等于被判了死刑，时日无多。出于对癌症认识的不足，使得这种身体疾病慢慢变成了精神上的疾患，很多人即便在配合医生治疗的时候，也终日活在恐惧、绝望之中。

《黄帝内经·素问·汤液醪醴论》中说："精神不进，志意不治，故不可愈。"任何疾病的发展治疗，都应重视情志因素的作用。很多癌症之所以扩散这么快，跟人恐惧焦虑的情绪有很大关系。因为病人难以以静制动，越烦躁，气血越妄动不安，病情越严重。以至于很多癌症患者并不是因病而死，而是被自己的恐惧心理压垮的。

一切的恐惧，都源于无知。其实，肿瘤的发生远比人们想象的普遍。医学家曾在日内瓦对280个并非死于肿瘤的尸体进行解剖，发现这些平均年龄75岁的死亡老人中，48%的人体内都有恶性肿瘤，但他们生前没有任何肿瘤临床表现。而且人的年龄越大，癌症的恶性程度越低，给人带来的痛苦也相对轻得多。

对于这些老人来说，有没有肿瘤，对他们的生活质量影响并不大。所以我们治疗癌症的原则就是"以人为本，积极治疗，放松心态，带瘤延年"。苏东坡说，对于最难治的病，安心之外无妙方。面对癌症，我们要把眼光放开，不要老盯着自己身体内的小疙瘩念念不忘。我经常这样宽慰病人："体内有个肿瘤又怎么了？人活着就是要管理好吃喝拉撒睡，你只要吃好睡好，开开心心的，心情好，精神好，使机体充分发挥自身的免疫力，治疗起来就更有利。"当然作为医生，选择手术切除还是保守治疗，还是要服从病人和家属的意愿。现在很多病人手术后选择中医扶正的方法，减少了很多放化疗带来的不良反应，延长了生命。

◎ 有一分胃气，便有一分生机

如果把癌细胞比作一粒粒的种子，那我们的身体就是一片土壤，种子能否发芽、生长，完全取决于这片土壤是否适合它生长。对于恶性肿瘤的治疗，我们要做的不是对抗性地去杀灭种子，因为在我们猛烈攻击的时候，这片土壤也会受到伤害，我们应该去改善土壤，让种子无法生存。而人身之土壤便是脾胃，改善脾胃功能，使气血充盛，"正气存内，邪不可干"，水湿、痰浊等病理产物就没有滞留的余地。

很多癌症病人来这儿治疗的时候，都已用过放化疗，吃了中西药物无数，正气受伐严重。这就像我们本想放火烧掉寄生在树木身上的藤蔓，但寄生藤不一定烧断根，树木的正气却肯定受到了伤害。脾居中焦，为人体后天之本，正气的充足有赖于脾胃滋养和化生。如果此时不重视照顾养护脾胃，一方面人体正气容易受损，影响肿瘤的进展或发生转移，另一方面患者也容易出现恶心、呕吐、食欲减退、胃脘胀满等脾胃疾病。所以，对于恶性肿瘤的治疗，应该把患者的脾胃功能放在首位。

有的病人吃什么吐什么，肠胃功能受到了严重损害，连正常饮食都无法保证，就更别提喝汤药了。这时候怎么办呢？一是我们可以通过针灸、外敷之类的外治法调理；二是可以让患者喝点浓粥，慢慢养胃。有一分胃气，便有一分生机。等消化功能慢慢恢复了，再进一步给予汤药。

因久病而脾胃虚弱的人，如果喝过于滋补的汤，不利于身体的消化吸收，这时可以熬点小米粥。李时珍在《本草纲目》中说："小米补虚损，开肠胃。"有的小孩拉肚子时，家中有经验的老人就会把小米熬成浓米汤，将小米粥最上面的那层米油喂食给孩子，这样就可以缓解孩子的腹泻症状。煮粥时，最好是用大火煮沸后改成小火慢熬。脾胃特别虚弱的人，最好单喝小米粥，等胃慢慢好起来了，就可以在粥中加一些南瓜、大枣、山药等有补益作用的食物。

第六章

湿气大，是你的生活方式不对

　　绝大多数的慢性病都是生活方式病，现代人吃得多，口味重，运动少，熬夜多，压力大，这些错误的生活方式都会致使人体水液代谢失调。老子说："人法地，地法天，天法道，道法自然。"我们若是能从生活细微处入手，不违天道，湿邪也就会远离我们。

1. 不是谁都要一天 8 杯水

——谈谈怎么喝水、怎么喝茶

现代人都很注意喝水，而且普遍喝水多。有的人主张，一天要喝够 8 杯水才能补充人体水分。喝水看似是一件再简单不过的事儿，拿起水杯"咕嘟咕嘟"喝下去就好，还有什么讲究吗？其实，水喝多少要因人而异，不同人由于代谢能力的不同，对水的需求也存在着差异。这就好像，同样都是植物，绿萝可以养在水里，而芦荟稍多浇点水就会烂根。

有的人喝完水后觉得肚子胀，走路时还会觉得肚子里有水在咣当响；有的人总觉得嘴唇干、口渴，但喝水后却不能解渴。这可能就是因为脾虚不能运化水湿，这时候重要的不是补水，而是健脾。

有一个体型偏胖的中年人，他平时血压偏高，经常服用降压药。最近他食欲不好，胃部觉得不舒服，身体还有点疲倦，这些症状很像肝炎。他很担心，于是跑去医院急急忙忙做了检查，但结果显示他的肝功能正常。这个病人就觉得很奇怪，那自己为什么会有食欲减退、饭后腹胀等类似肝炎的症状呢？

我问他最近有什么不一样的习惯吗，他说，也没什么，就是最近喝水比较多。

原来，他因为自己血压比较高，担心哪天得了脑血栓、脑中风，听人说多喝水能稀释血液浓度，于是每天都会强迫自己喝很多水。我告诉他，他之所以没有食欲、吃饭不消化，就是喝水太多，胃里积了太多的湿气造成的。他体形偏胖，舌苔也偏厚，本来体内就湿邪重，还这样喝水，排不出去的水湿越积越多，自然会影响到脾胃功能。如果时间久了，还会影响到他的血压和心脏。

所以，喝水一定要根据自己的体质、消化能力、季节等因素来调节。其实，一天之内，正常人补充 1500~2500 毫升的水即可，主要以自己不渴、口唇不干为好。喝的时候也不要狂喝，而要一口一口地慢慢喝，否则就会损伤脾胃，导致水湿内停。

◎ 谈谈怎么喝茶

不仅喝水如此，喝茶也一样，如果喝得不对也会造成体内水湿泛滥。

一天，门诊来了个事业有为的年轻人，刚 34 岁就当上了企业的负责人。按理说这样一位有为青年应该是一幅朝气蓬勃的样子，但这个病人脸上没有色泽，精神状态不好，看起来疲惫不堪。原来病人一直有疲劳乏力的症状，已经持续 6 年，平时总觉得累，想要睡觉休息。早晨起来容易头晕，常会牵连到后头颈，也容易健忘。有时候胃脘部胀痛，大便干，小便黄。我看了看他的病例，又让他伸出舌头，发现他舌质暗红、苔黄腻。

我问他："你的祖籍是哪里的？"

他回答："我是山东人，目前在内蒙古工作。"

我又问他："你平时喜欢喝什么，喜欢吃什么？"

他回答："我总觉得燥热，所以喜欢喝凉点的水或者饮料，平时也喜欢茶道。"

"哦？那你平时喝什么茶，怎么喝？"

我这一连串的问题让患者很不理解，不过他还是回答道，他喜欢喝功夫茶和铁观音茶，喝的时候喜欢大口连续喝上几杯。

我跟他说："你喜欢喝茶是好事，但这样豪饮是不对的。我国是茶文化的发源地，很多人都喜欢喝茶，但对于如何品茶才可颐养身心却知之甚少。大多数人因为忙于工作，只是大口地喝茶，豪饮一番，殊不知这样做不仅不能解渴生津，无法品出茶的滋味，而且大量的茶水很快到了胃里，不能及时消化，壅滞胃中，形成饮邪。很多人因此会感觉脘胀，虽然胃中水声漉漉，但是因为水液不能化生津液敷布于咽喉，反倒会喝水越多，嘴越干。"

我告诉他："饮茶，在古代称为品茗，什么是品呢？就是让你小口慢慢喝，这样胃有了消化吸收的时间，喝茶才能起到生津止渴的作用。茶道中蕴含着很多学问，比如，绿茶，性寒，有清热生津止渴的作用，夏天喝可以解暑；红茶，性温，有暖胃的作用；普洱茶属于发酵茶，有安神镇静、消食的作用，适合晚上喝，但是不要太浓。你长期在内蒙古地区工作，当地气候寒冷，人们喜欢吃牛羊肉、奶制品等不易消化的食物，而且善饮。你生病的根源首先是工作紧张，压力大，身体没有得到及时充分的休调，各个脏腑机能下降；其次，你的饮食习惯不合理，喝茶方法不对，这样伤及脾胃，湿浊壅滞，气机受阻。"

听了我的这些话，病人表示今后喝茶喝水不再豪饮，要小口慢饮。后来，我根据他的症状拟定治法：疏太阳经气，和胃，清化湿浊。开了4剂药方，又开了7剂茶饮方。我一直强调医生要有耐心细致的问诊，这样才能找出病人生病的原因，进而告知病人，纠正一些自己不好的习惯，才能杜绝生病的根源。唯有如此，才是真正的治本之道。

在这里也为大家介绍一个我平时喜欢喝的茶——三花茶，有愉悦情志、调理脾胃的作用。

三花茶

【材料】芍药花、佛手花、茉莉花各2克。

【做法】将三花洗净后放入保温杯中，倒入一杯热水后，闷10分钟即可饮用。

【用法】小口慢喝，每次留一半的茶水，待想喝时再加入热水。

【功效】活血疏肝，调理脾胃。

这道茶一般上午喝三五次就没味了，下午如果想喝可以重新放入三花。喝的时候，可以先闻茶香，有愉悦情志的作用，然后再小口喝茶。这里面芍药花有养血活血疏肝的作用，佛手花有和胃降逆、疏肝的作用，而茉莉花的香味不仅能够愉悦情志，其本身也有一定的清肝作用。很多老年人爱喝茉莉花茶，如果你肠胃不好，就不要喝太浓的茉莉花茶。

◎ 一天三杯茶，养护脾胃

我有一个饮茶习惯，那就是每天三杯茶：上午喝绿茶，下午喝乌龙茶，晚上喝普洱茶。这样喝茶更符合调理脾胃的养生理念。

上午喝绿茶，益气升阳，心神俱旺

一天之计在于晨。阳气经过一个晚上的濡养，到了上午重新焕发活力，充实四肢百骸，让身体和大脑做好了开始新一天学习和工作的准备。绿茶是一种不发酵茶，色润香清，令人心旷神怡，属于茶中之阳。绿茶的特性，较多地保留了鲜叶内的天然物质，维生素损失也较少，因此能帮助脾胃运化水谷精微输布于周身，使主神明的心与元神之府的脑，得到滋养，进而从五脏的功能活动中具体体现出来，人才能保持上午的精力旺盛。正如《素问》所说"五味入口，藏于肠胃，味有所藏，以养五气，气和而生，津液相成，神乃自生"。说明饮食之物化生的气血津液，是产生"神"的物质基础，也就是人们经常说的"提神醒脑"作用。

下午喝乌龙茶，健脾消食，保持运化

午后阳气渐弱，阴气渐升，脾胃功能较上午有所减弱。中国的饮食文化是"早吃好，午吃饱，晚吃少"，因此中午的饮食中会有很多油腻的食物，容易滋腻碍胃，造成脾胃功能减弱。所以下午喝茶重在去肥消滞。

乌龙茶属于半发酵茶，茶中的主要成分单宁酸，经证实与脂肪的代谢有密切的关系，而且实验结果也证明，乌龙茶能够刺激胰脏脂肪

分解酵素的活性，减少糖类和脂肪类食物的吸收，促进脂肪燃烧，降低血液中的胆固醇含量，尤其能够减少腹部脂肪的堆积。下午时喝乌龙茶，能够帮助脾胃消化，保持腐熟和运化功能的高效运转。而脾胃健运是防病治病、养生长寿的必要条件。

晚上喝普洱茶，护胃养胃，安定心神

晚上阳气收敛，入于阴中。在一天的劳作之后，人体的气机下降，需要颐养脾胃，安养心神，为第二天的劳作养精蓄锐。中医认为"胃不和则卧不安"，脾胃调和，心神才能安定。普洱茶（熟普）是经过人工速成发酵后再加工而成的，黏稠、甘滑、醇厚，进入肠胃后，能在胃的表层形成一层保护膜，对胃产生有益的保护作用。长期饮用普洱茶可以起到护胃、养胃的作用。

在适宜的浓度下，饮用平和的普洱茶对肠胃不会产生刺激作用。熟普中的咖啡因经多年陈放发酵，作用减弱，所以喝后不会兴奋，使人能够安然入睡。而普洱茶又有补气固精的作用，热饮能令肠胃舒适，还可治疗尿频。

天有五行，人有五脏，茶也分五色。了解了茶性，就能根据天时、地域、人的体质来选择适合自己的茶。例如脾阳虚的人着凉了，就可以喝点姜茶；女性脾气比较急躁的，也可以喝点玫瑰花茶或者佛手花茶；有热的话，也可以喝点菊花茶。

2. 说说雾霾天怎么祛湿

入冬以后，中国的很多地方，阳光灿烂的日子持续不了两天，雾霾就会出现，尤其是以北京及周边地区最为严重。早些年，尤其是几十年前，人们在冬天谈的多是雾，而近 30 年来，在国家经济迅猛增长的同时，机动车数量以及工业的迅速增长，导致空气质量严重恶化，雾霾天也多了起来。

浓雾必定是"湿邪"的载体，早在 1000 多年前，医圣张仲景曾将雾列为五种致病邪气之一，"五邪中人，各有法度，风中于前，寒中于暮，湿伤于下，雾伤于上"。更别提是比雾要严重得多的雾霾，雾霾致病多袭人皮肤腠理，或经口鼻而入肺。遇到这样恶劣的天气，各大医院呼吸道系统疾病的患者就会明显增加，尤其是本身就有呼吸系统疾病的人，在雾霾天会产生强烈的不适感。

有人很郁闷地对我抱怨："这雾霾天怎么这么多，真够烦的，不想在北京待了。"我跟他说，你这焦虑的几分钟比雾霾带来的危害还大呢。其实，空气的污染只是我们身体所面临的众多威胁健康的因素之一，除此之外还有精神压力、工作压力、熬夜、饮食不合理、滥用药物等等。我们的身体本身是有着强大的排毒能力的，外毒固然可怕，人的情绪因素引起的内毒也不容小觑。在外毒短期内无法解决的情况下，我们一定要调整好心态，避免恐慌焦虑而又生内毒。

◎ 雾霾天里的健康生活

兵来将挡，水来土掩。面对雾霾，我们能做点什么呢？

首先，雾霾属于寒湿，自呼吸道进入人体，最容易伤害人体的阳气。所以，身在雾霾之下的人们，应尽量待在室内，减少户外运动。新闻画面上显示有些人在雾霾天里戴着口罩打太极拳、跳广场舞，还有的学校组织学生长跑，如此健身，反易招病。尤其是年老体弱、有咳喘疾病者，更要尽量少出门。在家时少开窗户，有条件者也可以用室内空气净化器。如果出门，一定要做好防范措施，戴上专业的防霾口罩。

其次，饮食清淡，少吃辛辣、寒凉之品，可以喝点蜂蜜水，多吃新鲜蔬菜和应季水果。雾霾天气可适当吃些健脾温肺化湿的食物，比如薏苡仁、白扁豆、生姜等。

第三，外出回家后，尽量做好清洁工作。雾霾天气时空气中的悬浮颗粒物多，容易堵塞毛孔，所以回家后要记得及时清洗裸露的肌肤。

◎ 鼻子、嗓子出现不适，按摩、汤饮来帮忙

雾霾天气侵犯人体，容易引发人的各种不适，这时候我们也可以采用一些方法调理。

有的人到了雾霾天，鼻子会感觉很不舒服。这时候，可以每天用

手指按摩鼻部两侧，从上至下反复推揉鼻部5分钟，然后点按迎香穴（位于鼻沟内、横平鼻外缘中点），可以缓解鼻塞。外出回家后，也可以用棉签蘸着淡盐水清洗鼻腔。

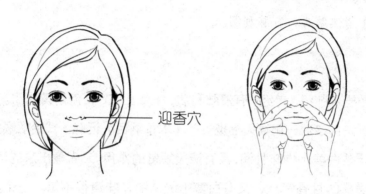

迎香穴

有些人容易出现嗓子不适，这时候可以服用青龙白虎汤。青龙白虎汤适合那些有急性或慢性咽喉炎症的人群，比如，当你在雾霾天出现了扁桃体炎，喉咙干涩、疼痛时就可以服用青龙白虎汤。有的人一看这方名"青龙白虎"，心中不免犯嘀咕：这是什么名贵药，起这么个霸气的名字。其实，里面的材料非常简单，"青龙"指的是青橄榄，"白虎"指的是白萝卜。这个药方是清代医家王孟英的自制方，能够促进肺的宣降功能，加强排浊，缓解嗓子不适。

青龙白虎汤

【材料】青橄榄5枚，白萝卜120克。

【做法】二者洗净后，切丝或切片，共煮20分钟。

【用法】代茶频饮，每天1剂。

【功效】清热解毒，宣肺利咽。

青橄榄入肺经、胃经，有清肺利咽、生津止咳、祛瘀解毒作用。《滇南本草》说："治一切喉火上炎。"《本草纲目》记载："治咽喉痛，咀嚼咽汁。"白萝卜性味甘润，具有清火解毒的作用。二者煮出来的汤水，既有青橄榄的甘香气息，又有白萝卜的清甜，味道很不错。这个方子对于流行性感冒、上呼吸道感染引起的咽喉不适都有一定的效果。煎煮时也可加入6克的新会陈皮，帮助调理脾胃。另外，如果不方便买到青橄榄，也可在药店购买干橄榄。

3. 动能生阳，阳气来了，湿邪就走了

现代人有个通病就是懒，上班的时候坐在电脑前，出门时坐在车里，回到家中又常常坐在沙发上看电视。整天坐着不动，缺乏运动，身体里的气血都瘀滞了，所以体质偏湿的人很多。可以说，懒是现代人湿病的原因之一。古代农耕社会，人们劳作较多，所以更容易受到外部湿邪的侵入，而现代人的湿邪多是内湿，这种湿只靠药物还不够，最好是克服自己的懒病，动起来。

为什么要运动呢？因为动能生阳，也就是说运动起来能升发阳气。大家都有这样的体会，冬天天气很冷，手脚都凉，这时候你要是活动一下肢体，围着操场跑两圈，就会觉得全身都暖和了，这就是阳气充实于四肢的表现。

阳气亏虚，湿邪弥漫，身体就会被各种湿病缠上；反之，你的阳气足了，能通达四肢，水湿就容易运化，身体就会健康。这就像在阴冷潮湿的地方更容易长出青苔，但一旦阳光明媚，青苔就再也无法生存一样。我们通过运动托起了体内的太阳，在它的照耀下，体内湿冷的环境也会得到有效改善。

之所以运动还有一个原因，那就是运动可以出汗。你可能有这样

的经验，某天受了风寒发烧了，这时候母亲端来一碗热腾腾的姜汤，你喝完马上盖好被子，不一会儿就出了一身汗，本来头痛、身紧、怕冷的感觉也消失了。这叫给邪以出路，在中医里这种去邪的方法叫汗法。每天通过适量的运动，可以活络身体器官，让湿邪通过汗水排出体外。

我有一套已坚持几十年的锻炼方法，受益颇多，在此介绍给大家，希望每个人都能成为健康的长寿者。

◎ 起床后干洗脸

每天早晨起床后，我会先在床上做个简单的锻炼：干洗脸。说白了其实就是搓脸，几分钟就能做完。

先把两手搓热，然后两手干洗额头，沿着太阳穴，到眼部。再自上而下反复擦鼻侧25次，这个动作还有预防感冒的作用。接着左手沿着下颌骨斜向上干洗右脸，右手干洗左脸，这个动作做35次就可以。

做完这些还要搓耳朵，因为耳朵上的穴位很多。先用手掌前后拨拉耳郭；之后用拇指和食指捏着耳郭向下拽，有降血压的作用；最后掌心对着耳朵，手指敲头后枕骨，这个动作叫作"鸣天鼓"，做35次就行，可以恢复脑力，减轻疲劳。

这套动作我每天早上起床后和晚上睡觉前都会做一次。

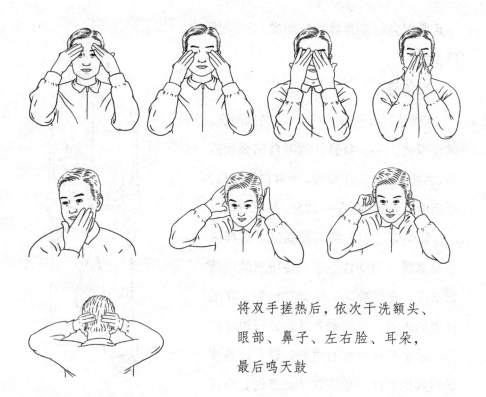

将双手搓热后，依次干洗额头、

眼部、鼻子、左右脸、耳朵，

最后鸣天鼓

◎ 练练八段锦

干洗脸完成后，我会去楼下的公园里，做几次深呼吸，吸进新鲜空气，呼出一夜的浊气。经过一番吐纳之后，我还会花上十几分钟，做一套八段锦，以外动促进内动，使阳气含蓄体内，让我能保持充沛的精力投入工作。当然，如果碰到雾霾天一类的恶劣天气就不要外出了，可在家里锻炼。

这套八段锦是我依据原来的八段锦，根据内调五脏、外疏经络的中医理论，自己改编了一下。每个动作锻炼的部位都不一样，你可以选择其中的一两式，也可以全部练一遍。但是，不管练哪个动作，都一定要以自己的身体状况为准，不可贸然多练。

预备势

自然站立，两足平行分开，与肩同宽，两膝微屈。头正身直，双眼自然垂视前方，舌抵上腭，下颌微收。手臂自然下垂，手指伸展要自然。宁神调息，气沉丹田。

初学者可以先练习预备式，这样更容易掌握其他动作。这与传统气功训练方法中，先练静功后练动功一致。年老体弱的人可以先练预备式，这样过段时间，手足和丹田会有气感，就可以逐步学习其他动作。单练这个动作时，作用同站桩一样。

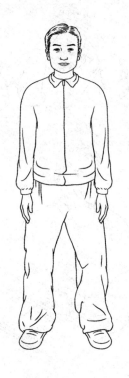

第一节：双手托天理三焦

① 从预备式起。（吸气）双腿微屈，分左脚，两脚平行站立，与肩同宽，两臂微上提，双手掌心翻转向上置于丹田处，虎口（拇指、食指的分叉位置）向外，十指尖相接，垂直上托至胸前两乳平行处（吸气尽）。

② （呼气）两腿徐缓挺膝伸直；同时掌心于胸前依次翻转向里、

向下、向外、向上，垂直推起于头顶之上，虎口朝外，两臂伸展，如伸懒腰（呼气尽）。

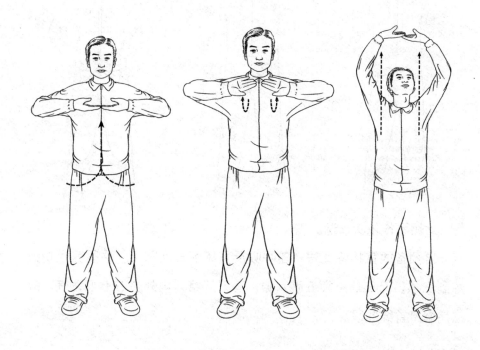

③（吸气）双手转腕重叠交叉于头顶上方，左手在里，右手在外，沿身体中线下落至胸前两乳平行处，叠手拉开，掌心向下，虎口朝里，指尖相对于膻中穴（两乳连线的中点）前（吸气尽）。

④（呼气）双手垂直下按至小腹丹田处，再斜划垂于双腿裤线两侧，气沉丹田（呼气尽）。

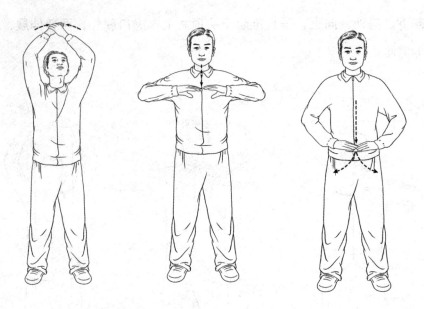

此组动作依次三遍。

自预备式直接练此法，随呼吸反复练习三次即可。这段养生功锻炼到三焦，而三焦总领五脏六腑，营卫经络，内外左右上下之气，故祛病健身首练此段。

第二节：左右挽弓心肺朝

① （吸气）两膝弯曲下蹲至骑马式，双臂提起画弧，于右胸乳前交叉。右臂在外，掌心向里，虎口向上，左臂在里，掌心向外，四指指尖向上（吸气尽）。

② （呼气）左手拇指、食指张开，其余三指向掌心弯曲，立手坐腕（似立掌姿势），沿右臂内侧向左伸展推出，头随左手向左转移。右手轻握拳，屈肘向右拉出，似拉弓射箭（呼气尽）。

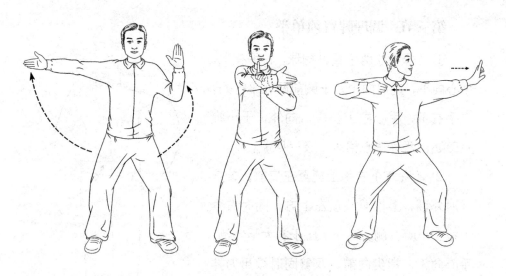

反方向再来一次。如此随着呼吸，左右各练习3次。

③（吸气）两臂自然画弧，收至胸前，掌心向下，虎口朝里，将屈膝双腿站直（吸气尽）。

④（呼气）左脚收回一步，双掌下按至小腹丹田处，再斜划垂于双腿裤线两侧，气沉丹田（呼气尽）。

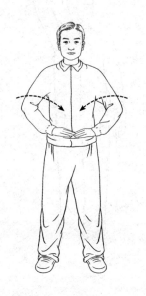 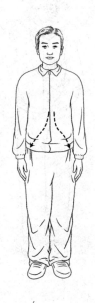

此法为调肺、强心之功，自第一段结束后接练此式，随呼吸练习，左右各三次即可。

第三节：调理脾胃须单举

① （吸气）两手画弧抱球，右手在上，手心向下，虎口向里，于胸前两乳平行处，左手在下，手心向上，虎口向外，于小腹丹田处，两手掌心相对（吸气尽）。

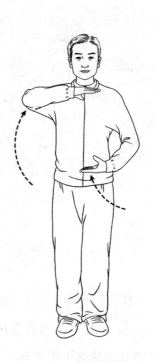

② （呼气）左手上托至左肩前，转腕成肘外翻，上推至头顶左上方，同时右手下按至小腹右侧，斜划下压于右大腿外侧，手心向下，指尖向前，双臂同时微用力抻拉（呼气尽）。

反方向再做一遍，如此上下反复进行三遍。

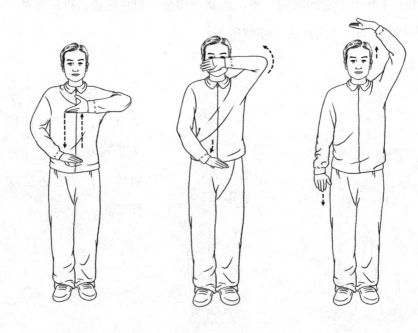

③（吸气）左手上提，右手下落，两手掌心向下，虎口向里，十指相接于胃中部（吸气尽）。

④（呼气）双掌同时下按，经过小腹斜划垂于双腿裤线两侧，气沉丹田（呼气尽）。

此法为调理脾胃，调畅情志之功法，单练此法左右各三次，两掌上托下按时为呼气，回收时为吸气。

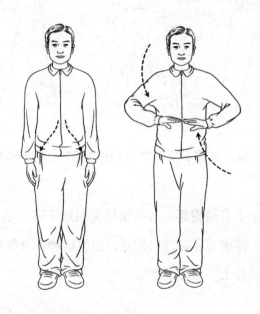

第四节：双掌扑地固肾腰

①（吸气）左足旁开一步，双手虎口相对，手心向内，环抱丹田（吸气尽）。

②（呼气）双掌沿带脉（人体腰部绕身一周）向后捋，平扶于腰脊两侧命门（腰椎二、三棘突间）处，指尖向下，手心向内，身体尽量向后伸展（呼气尽）。

③（吸气）双手坐腕，掌心向前，掌根贴于体侧，沿带脉推至丹田处，微收腹低头（吸气尽）。

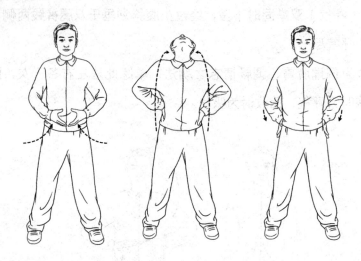

④（呼气）俯身弯腰，掌心向下，虎口相对，双手借势下压扑地（呼气尽）。

⑤（吸气）上身微提起，转腕使指尖相对（吸气尽）。

⑥（呼气）转腕下压，虎口相对，借势扑地（呼气尽）。

⑤~⑥节动作上下重复九次。

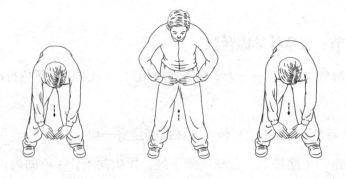

此段功法为强腰健肾之法，锻炼时吸气后和呼气后均可顺势稍停

片刻，动作停止，呼吸亦停，不过都应顺其自然，绝不可故意憋气。

第五节：侧身顾盼能健脑

① （吸气）双手转腕，微握拳上提，拳眼向前，随起身上提至胸前两乳中间，拳背相对（吸气尽）。

② （呼气）双拳向内转腕变掌，掌背相对，指尖向前，向外伸展推出（呼气尽）。

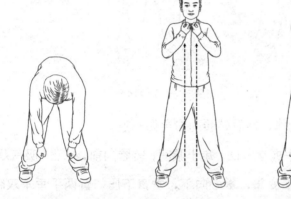

③ （吸气）双臂向两侧平分，虎口向下，呈手心向后侧平举状（吸气尽）。

④ （呼气）转腕使手心向上，头先向左转，同时左手翘中指。头再向右转，同时右手翘中指（呼气尽）。

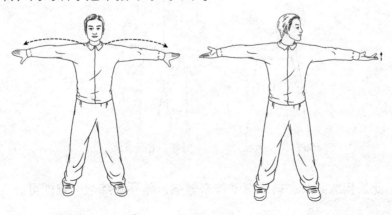

⑤（吸气）双手握拳收回，端于腰间，转腰向左，双拳上托至胸前两乳中间，拳背相对，拳眼向前（吸气尽）。

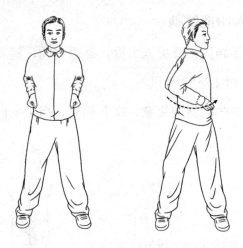

重复②～⑤的动作，然后转腰向右再做一遍。

⑥（吸气）双手握拳收回，端于腰间，转腰向前，站正（吸气尽）。

⑦（呼气）双拳变掌，掌心向下，垂直下压，置两手垂于双腿裤线两侧，气沉丹田（呼气尽）。

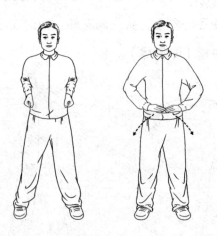

此法用练眼神、转颈等动作来健脑，随呼吸练习一遍即可。

第六节：回首望踝和带跷

① （吸气）两膝微屈，双手微握拳，右拳自下而上画弧，至拳背正对印堂（脑门），左拳拦腰画弧，至拳背正对后腰（吸气尽）。

② （呼气）缓慢转腰向左，转头后瞧，看右脚足跟（呼气尽）。

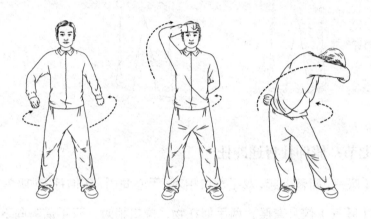

③ （吸气）左拳自下而上画弧，至拳背正对印堂，右拳自上而下画弧，至拳背正对后腰（吸气尽）。

④ （呼气）缓慢转腰向右，转头后瞧，看左脚足跟（呼气尽）。

①~④ 节反复做三遍。

⑤ （吸气） 转腰回正，顺势收回双掌，掌心向下，虎口向里，十指相接于丹田处（吸气尽）。（图见下页）

⑥ （呼气）双手下按斜划，垂于双腿裤线两侧，气沉丹田（呼气尽）。（图见下页）

此法练习，可令带脉、阴阳跷脉通畅，从而达到强壮身体，驱除腹部、腰部、下肢疾病的作用。

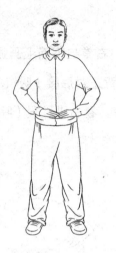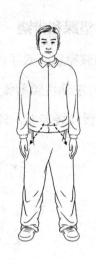

第七节：俯仰壮督通冲任

① (吸气)两臂提起，双手虎口相对，手心向内，环抱丹田(吸气尽)。

② (呼气)俯身弯腰，两手似托物，虎口相对，双手借势向下 (呼气尽)。

③ (吸气)头微仰起，双手顺势向前，向上捧起，至双手举过头顶(吸气尽)。

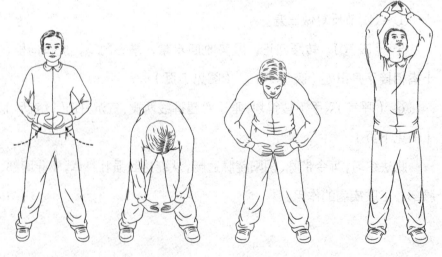

④（呼气）身体后仰，双手从头顶向两侧下划，垂于体侧裤中线处（呼气尽）。

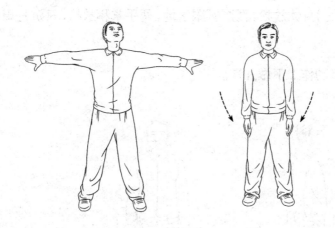

此组动作依次做三遍。

初练此法者应注意放松，不可用力，得气后仍应放松，手随气走。

第八节：背后九颠百病消

①（吸气）重心右移，左脚收至右脚旁（吸气尽）。

②（呼气）自然站立（呼气尽）。

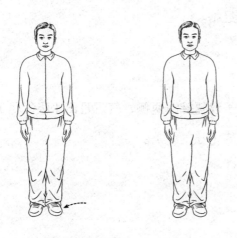

③ （吸气）提肛，两脚脚跟提起，双掌心向下，手指向前，双肩微上提（吸气尽）。

④ （呼气）身体放松，两脚脚跟落地，两手掌稍放松，气沉丹田（呼气尽）。

③～④节动作上下做九次。

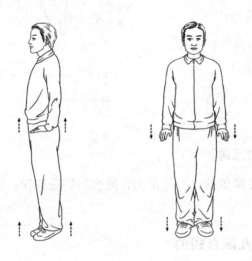

在前七段功法基础上，练习此法，则可内平七情，外御六淫，行气养血，健五脏，通经络。

收势

（吸气）两手垂于双腿裤线两侧，气沉丹田（吸气尽）。

（呼气）回预备式（呼气尽）。

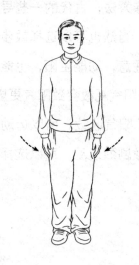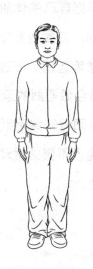

◎ 晚上散散步

到了黄昏时分，我喜欢散散步，时间稍长，大概在 1 个小时左右。有句老话说"饭后走一走，活到九十九"，散步的时间至少要在饭后半小时至 1 小时后再进行，给胃充分的时间消化食物。如果本身脾胃功能不太好，消化吸收能力差的，最好饭后多休息一会儿再行走。

这里也要强调一点，老年人散步，不要走得太快。我们小区的花园里，我经常看到散步的人走得像赶集似的，这样就不是散步了。散步要求的是以轻松为目的，就是要"松"，要"散"，才是散步。走路不一定要快，时间却可以长一点，对肠子的蠕动很有好处。

走路时最主要的是心情的放松，心无杂念方是长寿之秘诀。有的人散步，一直在想事情，这样散步还不如不散，走路的时候，要多看看周围那郁郁葱葱的树丛。如果能将周围的万事万物都看得栩栩如生、生机盎然，说明心境达到了一定的境界。

大家可以根据自己的体质选择锻炼方法，古代的一些导引功，如太极拳、八段锦、五禽戏等都很不错，当然也可以选择散步、跑步、打篮球、踢足球等运动。不过，也要注意，动能生阳，也能耗阳，气血大亏之人不适合做剧烈的运动，否则阳气耗散会致阳气更虚。

另外，早上阳气开始活跃，而晚上阳气收敛，所以运动健身更适合在白天做，晚上不要去扰动筋骨，做剧烈运动，可以选择散步一类比较轻松的活动。

4. 不生气，病就好了一半

现在我们有很多病人，饮食上也还好，没吃什么大鱼大肉，也不嗜好辛辣之物，但是精神压力很大，心情不好。有句话叫"流水不腐，户枢不蠹"，常流的水不发臭，常转的门轴不生锈。人要是心情不好，气机一直处在郁结的状态，就会影响到脏腑功能，使得血脉运行、水液代谢失常，因而造成水湿停滞、积饮酿痰等，引起疾病。《黄帝内经·灵枢·刺节真邪》说："喜怒不时，津液内溢。"所以，我在为患者诊病时常会告诉他们："不生气，病就好了一半。"

很多人只知道关心自己身体上的病痛，而甚少关心自己的心情，或者说根本意识不到自己情绪问题。原来有个胃病患者来看病，我跟她说："你平时要注意调节自己的情绪，保持心情的愉悦。"病人点了点头，继续问我："大夫，那我该注意点什么？"我说，刚才已经告诉你了，心情要好，别总生气。

像这位病人一样，很多人对于情绪上的医嘱，只是随耳一听，没有去思考一个好心情对身体康复的重要作用。他们觉得生气、难过、郁闷都是自然的情绪反应，没必要去纠正。确实，人活着有高兴就会有伤心，不可避免地会有一些负面情绪，一时的情绪问题不会有太多影响，但若是刺激过度，持续时间过长，超出了脏腑正常生理功能的调节范围，就会"怒伤肝""喜伤心""思伤脾""忧伤肺""恐伤肾"。

2008 年的时候，我接诊过一个呃逆的女病人。呃逆也就是打嗝，平时咱们吃饭着急了，或吹凉风了，容易打嗝，一般过会儿自己就好了。但这个病人的呃逆反反复复已有两年之久，严重影响到睡眠。她跟我说，过去两年也看过几次医生，吃药后症状有改善，但只要稍微一停药，就又开始打嗝了。

我问她："你平时心情怎么样啊？"

她说："我跟街坊邻居关系还好，但是一看到家里人尤其是我老伴，我就觉得心里烦，所以，我总跟老伴吵架，生气后就爱打嗝，吃不了饭。"

这个病人还有高血压，所以她在生气的时候不仅仅是打嗝，还会出现头晕、头重的症状。平时她吃饭后还爱泛酸，睡眠也不好。我在给她调理身体的时候，也同她讲了很多情志调理的问题。

我跟她说："呃逆跟你生气有很大关系，你看你一急躁就打嗝，血压就高，这就是拿别人的错误惩罚自己。所以，你要多看看自己的问题，也要从情绪上调理一下。"

病人点了点头："我原来以为病就只能找医生看，自己帮不上什么忙，只要吃药就行，没想到还得管着自己的心情。"

当然，让病人别生气，不是说让她把气憋住，而是去修养身心，开阔心胸。这样在面对人生不如意时，自己能用更宽广的心胸去包容。就这样，我慢慢地给她做了一些工作，建议她读一些中国传统文化的书籍，修养身心，调节情志。之后，大概过了半年，她呃逆的症状才算有效缓解。

人情志的问题跟很多疾病都有关系，比如胃炎、胃溃疡、高血压、冠心病，甚至肝病等，所以我一直强调养心。也许，你现在一时很难做到，但至少你脑子里要有这个意识，能时刻提醒自己也是好的。

◎ 为了不生气，多听中国传统音乐

有句话叫：看花解闷，听曲消愁，胜于服药矣。音乐可以怡情志，当我们心情不好了，可以听一些舒缓轻快的音乐。我平时爱看京剧，也爱听中国的传统音乐，比如《小放牛》《百鸟朝凤》，以及刘三姐对歌等欢快愉悦的歌曲，这些能让人心情变好。

曾经有个人找我看病，说自己常常觉得焦虑。我问他是做什么的，他说自己是搞音乐的。我跟他开玩笑说，音乐可以放松人的心情，咱们中国搞音乐的人可都是长寿的啊。他说，不是啊，在国外像莫扎特、舒曼、舒伯特等很有名的音乐家活得都很短，三四十岁就去世了。我告诉他，可以平时多研究一下中国的传统音乐，比如《高山流水》。西方的很多打击乐节奏紧张，不利于舒展人的情志。当然，若是有一些柔和、优美的音乐多听听也无不可。

古代将音乐分为五种不同的音阶：角、徵、宫、商、羽，并把五音归属于五行，将其分别与五脏对应。通过五音、五行、五脏的内在联系，我们可以选择相应的音乐调理情志，强健身体。比如，宫调的音乐听起来悠扬谐和，可助脾健运，所以食欲不好的人可以常听。我们还可以根据不同的季节选择音乐，如春天木气旺盛，这时候就可以选用属木的角调音乐来养肝。

五音	角	徵	宫	商	羽
五行	木	火	土	金	水
五脏	肝	心	脾	肺	肾
音乐类型	流畅轻盈	轻快或气势磅礴	庄重典雅	坚实略悲伤	柔和温婉
推荐音乐	《江南好》《春之声圆舞曲》《蓝色多瑙河》	《喜洋洋》《步步高》《春节序曲》《喜相逢》	《春江花月夜》《月光奏鸣曲》	《走西口》《将军令》《十五的月亮》	《梁祝》《二泉映月》

◎ 哼唱六字诀，有个好心情

我平时爱听传统音乐陶冶情志，我的老伴则喜欢自己哼唱一些小曲，这其中，"六字诀"就是她每天坚持哼唱的歌诀。六字诀的歌词很简单，顾名思义，只有"嘘、呵、呼、呬、吹、嘻"六个字音。别看只是六个字，功效可不一般。

六字诀是我国古代流传下来的一种吐纳养生方法，最早见于梁代陶延弘的《养性延命录》中。通过练习不同的发音口型，借助唇齿喉舌的不同用力，可以牵动五脏六腑经络气血的运行。这其中，嘘字功可以平肝气，呵字功补心气，呼字功培脾气，呬字功补肺气，吹字功补肾气，嘻字功理三焦。2003 年，国家体育总局还将六字诀作为健身气功向全国推广。

六字诀	嘘	呵	呼	呬	吹	嘻
发音	xū	kē	hū	sī	chuī	xī
脏腑	肝	心	脾	肺	肾	三焦

我这里说的六字诀跟六字诀气功不太一样，更为简单一些。老年人腿力不行，可以选择坐姿，吸气时就跟平时一样，不用特别在意，呼气时口型则变为嘘、呵、呼、呬、吹、嘻，可轻轻地发音或者直接吹出来不发声。

5. 不懂吃药，小心吃出湿邪

现在有些人一遇到口腔溃疡、便秘、痤疮等症，就认为自己是"上火"了，吃点牛黄解毒丸之类的清热之药。还有些中医也是动不动就清热解毒、滋阴降火，殊不知这样固化的思维，不辨证分析，盲目使用寒性药物，容易使病人的身体雪上加霜。

比如一个人原本是湿热引起的上火，湿在外，热在里，只有先去掉外面的湿，才能清掉里面的热。如果你只看到有热证，就用了一些寒凉之药，隔着湿邪攻打热，你是攻不到的。清火解毒的药吃多了还增加了寒凉之性，脾胃承受不住，更影响到水湿的运化。

在门诊我还经常见到一些因为输液导致的湿病，这些人虽然有胸闷、心悸、便溏、舌体胖大等感受湿邪的症状，但是问诊上看并无感受外湿的途径，也无湿浊中阻的症状。很多人往往是之前因为感冒后输液，几天后就出现了头晕、胸闷的症状。现在的人动不动就输液，这也是造成人体水湿过多的一个原因。

我遇到过这样一个病例：1992 年时，有个 48 岁的女士因为胆结石做了胆囊摘除手术，手术前她的各种生化检查都显示正常。但是，在手术后的第二天，她就开始发热，当时医生给她输入了大量抗感染药和补液，每天输液量在 3500~4000 毫升。可没想到她的体温非但没降反而上升了，同时还出现了恶心、呕吐、便溏、尿少短赤等。医生紧跟着就加大了药量，病人的体温竟上升到 39.8 摄氏度，而且还增加了腹泻的症状，每天都达十几次。之后，经过检查，发现她胸腔、胆囊、腹腔均有积液，白细胞很低。患者的病情越来越严重，连吃饭都变得很困难，医院因其造血功能障碍、胸水、腹水、腹腔感染向家属发出了病危通知，并且建议做第二次手术。

家属不同意手术，后来邀请我会诊。当时患者已经持续高热 20 天，面色萎黄憔悴，喘气急促，腹胀大如鼓，全身水肿，尤其是下肢。她舌质淡，舌苔白厚腻，脉沉细而数。这是明显的脾肾阳虚之证。导致这一结果的原因固然和患者本身肝郁脾虚、肾虚气不足的体质有关，但直接原因却是消炎药物的长期不当使用，脾肾阳气因此受到损伤，失其温化之职，不能分清泌浊，以致水湿四处泛滥，引起胸、腹、肢体的全身水肿。湿性趋下，所以下肢水肿比较严重。

根据辨证，我给她开了 6 剂清热利湿、化浊消肿的药物。二诊时，她的诸多症状就明显减轻，尿量大增，体温也降至 37.4 摄氏度，每顿饭能进食 50 克食物。之后，我又帮着她调整了十余天，她的体温逐渐恢复正常，全身肿胀也消除。

这个病让我们感受到中医神奇之余，也不得不思考现代医疗上的这种治病手法。当然，我们不否认输液是临床医学抢救危急患者的重要手段，但在进行输液的过程中，医生务必要关注用量适度，以免因此影响人体内水液的正常代谢，造成积液和水肿。病人在输液期间，如果身体不受限制，也要适当活动或走动一下。

　　另外，还有一种人是乱吃补药引起的湿邪。有的人觉得身体乏力、沉重，提不起精神，认为自己身体太虚弱了，于是就去服用一些补药。其实这些症状也可能是湿邪引起的，而补药都不好消化，结果越补越腻，这些补品都变成了体内的湿邪。

6. 又闷又热的夏季，怎么过更舒服

人体永远摆脱不了天地自然界的影响，我们每天都会去接触大自然，这就难免会因为受到六淫之邪（风、寒、暑、湿、燥、火）而生病。

六淫致病有鲜明的季节性，比如，春季属木，六气中风属木，所以春季的时候多风病。夏季的气候有什么特点？大家都知道，热！很多人说，夏天热得恨不得天天泡在泳池里。除了热之外，还有一个特点，那就是湿。尤其是在盛夏时节，雨水比较多的时候，温度高、湿度大，桑拿天就是这种高温高湿气候的典型。

天气一热，人就想吃点凉的、冷的，给自己降降温，许多人就因此吃出了病。原来我有个老病人，姓陈，他本身体质虚寒，一到秋冬季节容易犯胃病。经过我几年的调整，情况已有大好。某年的夏天，他跟家人去扬州旅游，因为南方天气非常热，他就要了一扎当地特色的绿豆沙，一边喝着绿豆沙，一边在店里看着球赛。不知不觉，一扎绿豆沙就喝完了。白天逛街时他倒没觉得有什么不舒服，没想到晚上回了酒店，就开始腹泻，只一个小时就腹泻了六次。

俗话说"好汉架不住三泡稀"，他很害怕，就赶紧给我打电话，想问问买点什么药好。因为患者本身就有肾阳虚的症状，加上过食了寒凉的绿豆沙，于是我让他买了藿香正气水和附子理中丸。藿香正气水我们前面提过，它就是专门治疗寒湿引起的腹泻、呕吐等症。但是，如果病人身体过于虚寒，又出现了寒湿吐泻，藿香正气水的药力就有点不够，需要增加附子理中丸来帮助通阳气、止泻。吃了后，效果不错，过了不到 2 个小时，他的腹泻就止住了。

绿豆本是个好东西，在夏天适当吃点能够清热解暑。但是陈先生喝的绿豆沙是冰凉的，而且喝得过多，这样就伤了脾阳，导致脾虚，无法运化水湿，排不出的水湿最后直接来了个一次性的大爆发。

在暑热的季节，人本身就有一种嗜好凉物的需求，但是在吃的时候，一定掌握好度。对于那些本身就阳气不足的人，更是要尽量避免这种损伤阳气的行为。

我们在夏天想要祛湿热、养脾土，生活上要注意以下几方面：

衣

夏季衣物的选择上，宜选择棉麻丝类的织物，少穿化纤品类的服装，以免大量出汗时不能及时散热。在出汗、淋雨后，大家还要及时换掉湿衣，千万别想用身体将湿衣"烤干"，因为出汗时身体上的毛孔是张开的，如果继续穿着湿衣服，容易令湿邪入里，严重的可能会引起湿疹等皮肤病或是引起风湿痹证。

很多年轻的女孩子在夏天喜欢穿露脐装或低腰裤，这样的着装虽然看似时尚，却容易让腹部受凉。对于女性而言，重要的器官大多集中在腹部，带脉、任脉、冲脉等经脉也在肚脐附近，如果风寒入侵则会诱发痛经等妇科疾病。

脚部也不要贪凉，人的脚底是阴气汇聚之地，脚心容易受凉受湿。平时健康的人，光着脚穿着凉鞋可能没什么，但若本身已经是亚健康了，比如女性有痛经、附件炎，这时候就一定要注意脚底的保暖。老年人一般阳气转弱，在夏天要尤其注意双脚的保暖，我在夏季晚上睡觉时，会穿上一双袜子保护脚部。另外，也要注意保持脚部的干燥，可以选择透气性好的棉麻鞋底，这样出汗后能及时吸汗。不建议在夏天穿硬塑料等鞋底不透气的鞋，如果脚部出汗后，鞋底没有吸收，长时间脚部湿漉漉的，很容易让湿邪侵犯，引起疾病。

食

饮食上除了上面提到的避免过食生冷之物，平时可以适当食用燥湿利湿之品，如薏苡仁、山药、白扁豆、冬瓜、绿豆等。三伏天之后，可以在早晨吃点姜丝炒鸡蛋，有升阳健脾的功效。对于健康的人群而言，可以适当在夏天煮点绿豆薏苡仁粥。体内湿气大，没有胃口，饭后不消化的人群，则可以在夏天吃点三仁粥。

绿豆薏苡仁粥

【材料】绿豆30克，薏苡仁20克，陈皮1~2片。

【做法】烧开水，将绿豆和薏苡仁放入，煮至绿豆脱皮后熄火焖1个小时；之后加入撕碎的陈皮、冰糖，改成小火焖煮，直到绿豆变沙，薏苡仁变软。

【用法】喝汤，吃薏苡仁、绿豆。

【功效】开胃、祛湿、化痰，对于体质偏痰湿的人也有好处。

人体在夏天出汗较多，应当注意科学补水，爱出汗的人可以在下午喝点西洋参茶，以益气养阴、生津止渴。或者，您也可以到在药房买点生脉饮。生脉饮可以帮助收敛汗液，避免阳气过度消耗，还能补益已经消耗的阳气。

住

现在家家户户都有了空调，夏季因为吹空调引发的寒湿病也越来越多。之前有个病人，熬夜看球赛，吹了一晚上空调，又喝了点小酒，结果到了第二天，他发现自己的肩颈出现了严重的酸痛，甚至都不能扭动。临床上，夏季因为关节肌肉酸痛就诊的患者，超过半数人是吹空调、风扇不当引起的。我们的皮肤在夏季多裸露在外，空调或风扇带来的风寒、湿气，容易通过皮肤侵入身体，当这些邪气累积到一定程度，关节和肌肉就会出现疼痛酸胀的症状。

所以，夏季空调的温度不宜设置得过低，26摄氏度左右是人体感到比较舒适的温度。室内外的温度差不要太大，比如，外面温度到了37摄氏度，结果一进屋就变成了18摄氏度，这样你体内本来是热的，需要宣发出来，结果冷风一吹，宣发不得就全闭塞在里面了。尤其是对于那些患有高血压、动脉硬化的中老年人，更要注意这一点。

夏季，大家还要注意睡凉席的问题。最好选择能吸汗、透气性好的凉席，现在很多凉席虽然睡起来觉得挺凉快，比如竹子的凉席、玉石的凉席，但是不吸汗。这样，当我们出汗后，汗液就会夹在皮肤和凉席之间，这些湿邪之气容易通过开放的毛孔进入人体。如果你家的凉席是这样的，不妨在凉席上再铺一层棉布床单，帮助吸汗。

行

日常的出行上，大家尽量避免在烈日下行走，以免发生中暑。如果必须外出时，一定要做好防护工作，比如，打上遮阳伞、戴上遮阳帽、涂抹上防晒霜等。在天气闷热的时候，你还可以随身带个芳香化湿的小香囊。中国传统的香囊多是用绸布制成的，内里装有雄黄、薰草、艾叶等香料。芳香类的药物有化湿的作用，闻一闻可以让人神清气爽。香囊制作起来也很简单，先缝制一个香囊袋，买成品也可以，然后往袋子里放一半的艾绒，再放入适量的白芷、佩兰、薄荷等药物，密封扎紧袋口即可。

后记
AFTERWORD

　　最近几十年来，随着生活水平的提高，人们在享受现代科技带来的便捷的同时，也因为一些不良的生活习惯伤到了脾胃，以至于外湿伤人的发病率非但未降，而内湿伤人的发病率却有上升之势。

　　这种情况引起了我和学生们的极大关注，在历经20余年的艰苦攻关后，我们提出"湿邪不独南方，北方亦多湿病""百病皆由湿作祟"的新论点，并主编了我国第一部中医湿病专著——《中医湿病证治学》。不过，这本书更多的是针对医师的参考书，对于普通读者而言，未免有些艰涩难懂。而湿病在大众中又如此常见，如果每个人都能了解到湿邪的危害，懂得一些祛湿的方法，就能缓解一些小病，同时又能起到预防大病的作用。正是基于此，我们编写了这本《无病到天年2：大病预防先除湿》。

　　中医最讲究辨证，祛湿也不是一方一法就能解决的。如果你体内湿气很重了，最好还是找专业的医生来判断，医生会根据湿邪侵犯的途径、感邪的深浅、病性的寒热等分别采取不同的方法，比如芳香化湿、苦温燥湿、淡渗利湿等。本书里面所提到的方剂只是针对患者的个案，大家可以参考，但万不可照搬使用，只有辨证清楚了，药物才能起到应有的疗效。

　　希望这本书能为你和你的家庭带来一点点帮助！